뻔한데 뻔하지 않은 신입 치과임상 필독서

그치(齒)? 잘할 수 있지!

뻔한데 뻔하지 않은 신입 치과임상 필독서

齒 그치? 잘할 수 있지!

김태언

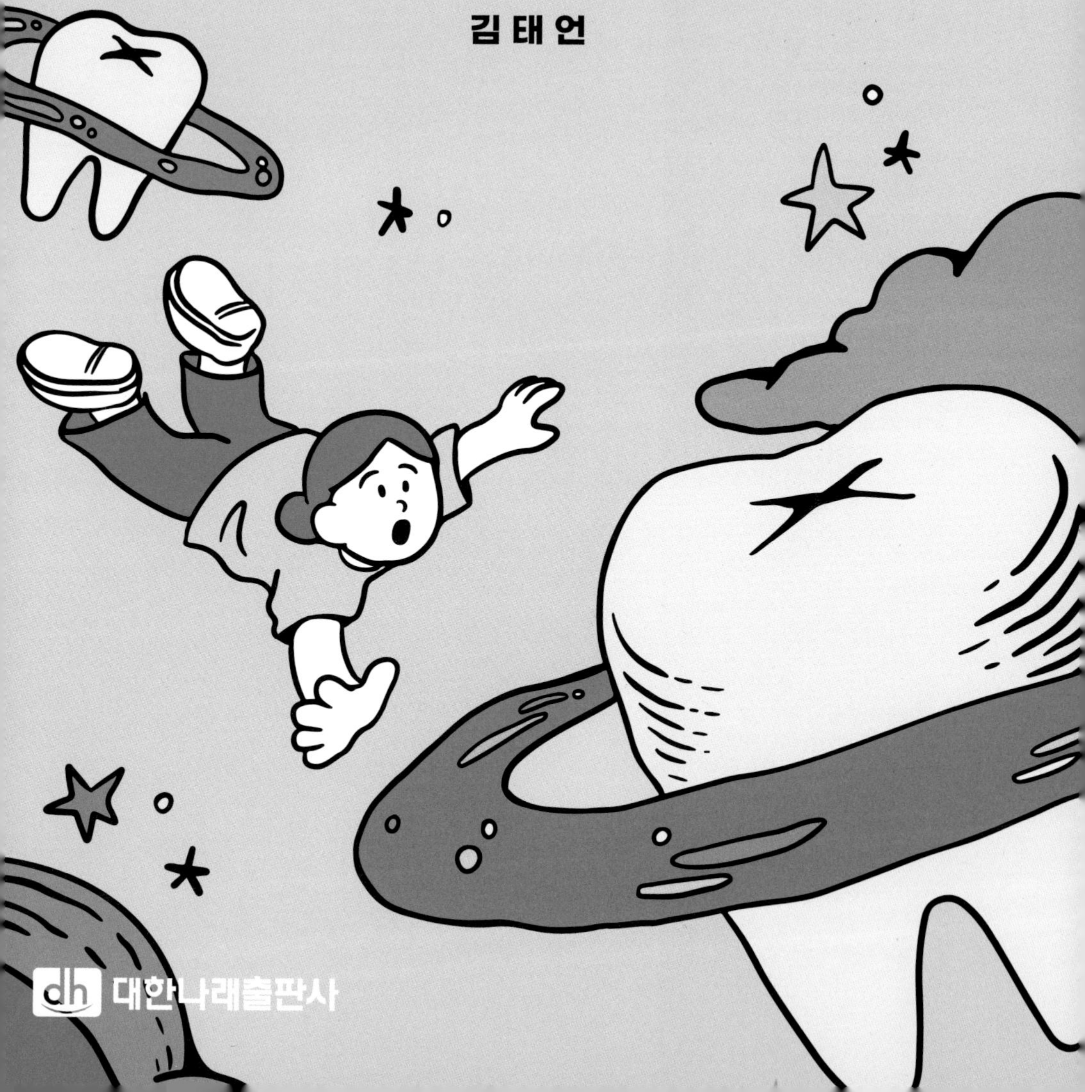

대한나래출판사

DaehanNarae Publishing, Inc.

SK V1 Tower 1507
Younmujang 5 gagil 25, Sungdong-gu,
Seoul 04782, Korea
TEL: +82-2-922-7080
FAX: +82-2-922-0841
E-mail: nrpub@naver.com
Website: www.nrbooks.kr

그치(齒)? 잘할 수 있지!

— 뻔한데 뻔하지 않은 신입 치과임상 필독서

발행일 2023년 7월 5일
저자 김태언
발행인 최용원
편집디자인 김다현
교정 · 교열 김경미
발행처 **대한나래출판사** (등록 제2012-000051호/1994.6.10)
주소 서울시 성동구 연무장 5가길 25, 성수역 SK V1 Tower 1507호
전화 (02) 922-7080
팩스 (02) 922-0841
이메일 nrpub@naver.com
홈페이지 www.nrbooks.kr

ISBN 978-89-5741-938-0

정가 17,000원

Printed in Korea

머리말

안녕하세요. 16년 차 치과위생사 김태언입니다. 치위생과를 졸업한 일이 엊그제 같은데, 벌써 시간이 이렇게 흘렀네요. 제가 치과위생사 선생님들 앞에서 제 경력을 말하면 어떻게 이 힘든 일을 10년 넘게 했는지 물어보더라고요. 물론 저도 20년 차가 넘은 선생님들을 보면 어떻게 그 일을 20년 넘게 하셨냐고 물어볼 것 같아요. 저도 매년 한계가 오는데, 20년을 넘게 한 직업을 유지하셨다니……. 감히 상상조차 가지 않거든요. 생각해 보면 '이 지긋지긋한 일! 진짜 올해까지만 해야지.' 하다가도 '내가 이 일 아니면 무슨 일을 하겠나.' 싶어 다시 출근하기를 반복하다 보니 이런 시간까지 온 것 같기도 해요. 저에게 치과위생사라는 직업이 매일 기쁜 마음으로 출근할 만큼 적성에 잘 맞고 행복한 일은 아니었거든요. 아주 조금 더 솔직히 말하면 하기 싫을 때가 더 많죠. 어쨌든 그래도 저는 아직 치과위생사로 살고 있습니다.

사실 우리 직업은 무작정 버티라고 말한다고 버틸 수 있는 직업은 아닌 것 같아요. 이론과 실습을 몇 년간 죽어라 배워도 처음부터 쉽게 기술을 부릴 수 있는 일이 아니잖아요. 거기다 아픈 사람을 배려하는 마음도 함께해야 하는 보건 계열 직업군이기 때문에 일반 직업군에 비해 조금 더 까다롭고 힘든 직업이죠.

하지만 보통 어떤 직업군을 실제 경험하지 않은 사람들은 "세상에 힘들지 않은 직업은 없다.", "남들도 얼마 받는데, 그 정도면 괜찮은 일이다."라며 직업적 고충을 평균화하려고 하죠. 특히 치과위생사 업무는 다른 사람이 평균화하기 딱 좋은 직업 같기는 해요. 해 보지 않은 사람 눈에는 병원이라고 대우받는 직업으로 보이기도 하고, 늦은 출근에, 칼퇴근에 꽤나 편한 직업군 같아 보이잖아요. 하지만 치과에 며칠이라도 출근해본 사람은 알 거예요. 실재는 그렇지 않다는 것을요. 고용주인 원장님과 손을 맞춰 일하면서 매일 의도치 않은 업무 평가를 받게 되고, 수직적 선후배 관계에 상처를 받기도 하고, 처음 보는 환자에게 싫은 소리라도 들으면 더욱 일에 회의감을 느끼기도 하잖아요. 거기다 새로 배우는 업무는 왜 이렇게 어려운지 내 손이 똥손이라 원망스러울 때가 하루 이틀이 아니죠. 초보자로 일을 시작하고 있다면 내가 컨트롤할 수 없는 상황에 더 많이 힘들고 지칠 거예요. 흘러가는 시간에 나만 가치 없는 일을 하는 것 같기도 하고요.

이런 업무를 10년 이상 직접 해본 제가 어떻게 여러분께 무작정 버티라고 말할 수 있겠어요. 그건 더 이기적인 말뿐인 것이죠. 사실 저는 치과위생사 업무 스트레스에 인생이 통째로 흔들릴 만큼 좌절된다면 빨리 적성에 맞는 다른 업무를 시작하는 것도 방법이라고 말합니다. 특히 다른 어딘가에 내가 해 보지 못한, 하고 싶던 일이 있었는데 어쩔 수 없이 치과위생사를 시작했다면 빨리 하고 싶던 일로 전향하라고 말하기도 하죠. 해 보지 못한 일은 늘 환상을 갖게 하니까요. '내가 이랬다면 어땠을까, 저랬다면 어땠을까?' 하는 생각 자체가 현 직업을 유지하기 힘들게 만들기도 하거든요. 대학생 때부터 정해진 치과위생사의 삶은 다른 직업을 쉽게 경험하기 어렵죠. 그래서 어떤 일이든 치과 일보다 더 나아 보일 수도 있고요. 하지만 이는 어쩌면 치과위생사인 우리가 반대로 다른 직업군의 고충을 평균화하려는 것은 아닐까요? 어떤 직업에 만족하기 위해서는 결국 직업을 위한 경험을 하고 시간을 보내봐야 알 수 있는 거잖아요. 그렇다면 직업이 정해진 우리도 우리 직업을 조금 더 경험해보면서 시간을 축적해보는 것은 어떨까요?

간혹 직업적 경험의 시간은 하기 싫었던 일을 하고 싶은 일로 만들어주거나 못하던 일을 잘할 수 있는 일로 바꿔주기도 합니다. 잘하기 위해 이겨 내야 하는 절대적인 시간은 아무리 요령을 부리고 싶어도 더 이상 요령을 부릴 수 없는 부분이잖아요. 여러분도 아마 이 사실은 잘 알고 있을 거예요.

그래서 이 책에서는 치과위생사라는 직업을 버텨온 사람으로서 이 직업이 최고니까 일단 버티라는 말은 하지 않아요. 단지 치과임상을 어려워하는 여러분에게 응원이 되는 몇 마디를 전하고 절대적 시간에서 도망만 치지 않길 바랄 뿐이죠. 어떤 일을 버티기 어렵거나 아무것도 모르는 시기에 누군가 옆에서 응원이 되는 한마디를 해준다면 조금은 힘이 나지 않을까요?

이 책을 고르고 펼쳐서 여기까지 읽은 여러분은 치과위생사 업무가 힘들고 어려워도 직업을 다시 한번 생각해 보고, 분명 어렵고 힘든 하루임에도 불구하고 배우고자 노력하려는 사람들일 거예요. 이 직업을 하루라도 더 유지하고자 하는 마음을 단 1%만이라도 갖고 있는 사람들일 테죠. 그 마음가짐이라면 충분합니다. 그런 치과위생사라면 분명 스스로 성장해낼 수 있는 사람일 거예요. 정말 도망가고 싶고 때려치우고 싶었다면 절대 직업과 관련된 이런 책은 펼쳐 보지 않았을 테니까요.

이 책은 그런 분들에게 제 치과임상에 대한 경험을 토대로 힘든 순간 조금 쉽고 자연스럽게 치과임상에 다가가는 방법을 설명하려고 했습니다. 그래도 치과위생사로 10년 정도 버텼으면 나름의 노하우는 있을 테니까요.

그 노하우로 처음 일을 시작하는 분들이 한번쯤 직업을 자세히 들여다볼 수 있도록 기회를 마련해 보았습니다. 물론 글만으로 저의 모든 행동이나 마음을 표현할 수도, 여러분에게 전부 전해지지 않을 수도 있겠지만 최선을 다해 적어 보았습니다. 치과임상이 어려워 고민하는 분들의 가까운 곳에서 아무 때나 함께하고 싶었거든요. 어설픈 신입 작가지만 치과위생사로서 앞으로 수많은 치과위생사 선생님들의 앞날을 응원하며 시작하도록 하겠습니다.

추천사

환자들에게 치과는 사실 누가 뭐라고 해도 다른 어느 장소보다 겁이 나는 곳입니다. 사람들이 치과에 대한 공포를 가지는지 조사한 미국과 호주 등의 연구를 보면, 치과에 대한 걱정과 공포감이 매우 높았고, 심지어는 '치과'의 '치' 자만 들어도 기겁을 하는 이른바 치과공포증(dental phobia)의 경우는 고소공포증보다 훨씬 높다는 결과를 알 수 있습니다. 치과라는 공간에서 환자가 공포를 느낄 수 있는 요소들이 무려 67가지나 된다는 연구결과도 있습니다.

사람들의 심리와 행동을 분석하는 전문가로서 치과는 일종의 놀이공원에 있는 '공포의 집' 같은 곳입니다. 이렇게 마음이 불편한 상태로 잔뜩 겁을 먹고 오는 환자들을 대한다는 것이 얼마나 어려운 것인지는 굳이 설명을 듣지 않아도 알 수 있습니다. 이런 상황에서 사건 사고가 다반사일 것이고, 그 화살은 바로 치과위생사들에게 돌아가는 일이 흔할 것입니다. 이유도 모른 채 혼이 나고, 자신의 잘못이 아닌데 환자들에게 사과를 하고, 이런 일이 매일매일 이어지면, '치과위생사라는 직업이 과연 나에게 맞는 직업인가?' 하는 생각이 드는 것이 인지상정이겠지요!

하지만 일은 해야 하니까 억지로 출근은 해야 하는 그 심정! 환자에게 친절하라는데 얼마나 더 친절해야 할지도 모르겠고, 심지어 그 친절이 무엇인지도 모르겠는데, 원장님이랑 실장님은 "친절, 친절!" 강조하고……. 분명 학교에서 배웠는데, 지금 하고 있는 게 수업시간에 배웠던 것이 맞는지 갸우뚱할 새도 없이 원장님의 "셕션!" 한마디에도 눈물이 핑 도는 낮은 연차의 설움들. 밥을 먹는 것인지, 내 눈물을 삼키는 것인지, 밥시간은 선배들의 잔소리 시간 같기만 한……. '나는 이제 학생이 아닌데…….'라고 속으로만 되새길 것입니다.

아마 지금의 여러분은 인생에서 전문 직업인으로서 성장해야 하는 가장 힘들고 고뇌하는 시기일 듯합니다. 소위 말하는 성장통을 앓고 계실 겁니다. 그런 과정을 겪은 제가 선배로서 한말씀 드린다면, 이 힘들기만 한 지금이 여러분의 삶 전체로 볼 때는 가장 찬란하게 빛나는 시기이도 하다는 것입니다. 마치 우리가 그렇게 커온 것처럼 여러분은 넘어지고 일어나길 반복하며 한 계단 한 계단 성장해가고 있겠지요! 하지만 다시는 돌아오지 않을 지금 이 시간을 먼 훗날 그려 보았을 때, 아름다웠고 행복했다고 기억할 수 있도록 남다른 추억들을 쌓아가는 것도 매우 중요할 것입니다.

KBS 2에서 인기리에 방영되었던 '후아유-학교 2015'라는 드라마를 아십니까? 1990년대 인기리에 방영되던 학교 시리즈의 2015년 버전이죠. 이 드라마는 하루아침에 인생이 바뀐 열여덟 살 여고생을 주인공으로 학생들이 겪는 솔직하고 다양한 감성을 담아낸 드라마입니다. 이 드라마의 마지막에는 주인공(김소연 분)이 이렇게 말합니다.

"서툴고 상처받기 쉬운 나이기에 그 시절 누구보다 아프고 힘든 시간을 보내기도 하지만, 그럼에 불구하고 오랜 시간이 흐른 후에 그땐 참 행복했다고 말할 수 있는 것은 넘어진 나를 향해 내밀어준 누군가의 따뜻한 손……."

그렇습니다. 이 책은 힘들고 지친 여러분을 위해 내미는 따뜻한 손과 같을 것입니다. 울고 싶은 나에게 누군가가 다가와 이렇게 말해준다면 여러분은 어떤 시련이 와도 이겨내지 못할 것이 없을 것입니다. “여러분의 그 모든 과정은 여러분이 이미 알고 있는 것들이에요. 여러분은 더 잘할 수 있어요!”라고 말하는 선배 김태언 치과위생사의 위로와 공감, 그리고 따끔한 일침! 어쩌면 그 한마디를 듣지 못해 치과위생사라는 직업을 포기했을지도 모르고, 그 한마디를 해 주기 위해 선배가 되어온 전 · 현직 치과위생사들에게, “여러분이 듣고 싶은 이야기가 이런 거죠, 당신이 하고 싶은 말이 이런 거죠!”라고 알려 주는 책입니다.

통합적 진단도구 ICRU 연구소 소장

임 문 수

차 례

제 1 장

뭐야, 나 빼고 다 잘하잖아

여는 글

"그치(齒)? 잘할 수 있지!" 사용 설명서

치과임상에서 처음 마주하는 진료실 업무를 주로 다루었습니다. 임상이라는 단어는 진료실 업무를 뜻할 때가 많습니다.

이 책에는 임상에서 사용하는 영어 단어의 스펠링을 적지 않았습니다. 대신 영어 단어는 모두 한글 발음으로 대체했어요. 치과임상에서는 영어 단어의 스펠링을 외우는 것보다 사람들의 발음 소리로 할 일을 알아차리는 것이 더 빠르고 효율적일 때가 많거든요. 그래서 영어 발음을 대부분 한글로 적어 실제 임상에서 발음만 듣고 기억하게끔 적었습니다.

이 책은, 치과임상에서 실제로 일어나는 일들을 먼저 경험한 선배로서 임상 경험들을 함께 생각해 보고, 여러분이 실전에서 잘 적용할 수 있기를 바라며 기획한 책입니다. 교과서는 이미 몇 년간 배웠습니다. 여러분은 이미 여러분이 생각하는 것보다 훨씬 많은 것을 알고 있어요. 다만, 실제 치과임상에서는 이론만으로 해결되지 않는 부분이 있다는 것, 즉 어떻게 적용하는지를 모른다는 것이죠. 이론과 실재에는 분명한 차이가 있으니까요. 그러니 여기서는 실전에서 놓치거나 막히는 부분은 무엇인지, 그리고 그 이유는 무엇인지 등 교과서만으로 부족한 부분을 확인해 보고 생각하는 시간을 가지셨으면 좋겠습니다.

이 책은 정답을 제시하는 매뉴얼 북이 아닙니다. 치과 업무를 잘하는 방법은 너무나 많아요. 또 치과마다 잘하는 방법은 모두 다를 수 있죠. 당연히 모든 방법을 여기서 일일이 설명할 수도 없을 거예요. 그러나 내가 잘하기 위한 나만의 매뉴얼은 내가 만들 수 있죠. 내가 만든 나만의 매뉴얼은 치과에 따라 쉽게 변형해서 적용할 수 있어요. 이 책은 여러분이 나만의 매뉴얼을 만드는 데에 도움이 되고자 합니다.

이 책에는 성공적이거나 잘된 사례에 대해 언급하지 않았습니다. 치과 업무를 잘 수행하기까지의 경험과 생각을 소개했을 뿐이죠. 오히려 실패한 사례가 훨씬 많을 수도 있어요. 치과임상의 초보 시절에 누구나 한 번쯤 해봄직한 실수들에 대해 열거하였죠. 그리고 치과임상에서의 경험들을 복합적으로 해석해 보았습니다. 물론 제 방식으로요. 그러니 일정하게 받아들이지 말고, '나라면 어떻게 했을까?' 하는 생각을 하면서 읽는다면 더욱 좋을 것 같습니다.

이 책의 내용을 쭉 살펴보시면 비슷한 단어를 사용했어도 장이 분리되어 있다면 다른 말이 되어 있을 수 있습니다. 같은 말처럼 보여도 정반대로 해석된 부분이 있을 수 있어요. 또한 어느 부(part)에서는 이렇게 하라더니 다른 부에서는 저렇게 하라고 서술되어 있기도 하죠. 이는 앞뒤가 맞지 않는 이야기가 아닙니다. 이는 치과임상에서 일어나는 아주 미세한 차이를 말씀드리고 싶었기에 일부러 부를 나누어 분리해서 설명한 것이죠. 그러니 어렵고 복잡하게 생각하지 말고, 그때그때 상황에 맞추어 생각해 보거나 각자의 상황에 따라 적용해서 생각해 보면 됩니다.

자, 설명서를 여기까지 다 읽으셨나요? 원래 설명서는 끝까지 읽지 않고 넘기는 부분 아닌가요? 농담입니다. 첫 페이지부터 상세하게 읽으셨다면 책을 끝까지 읽지 않을 염려는 하지 않아도 되겠네요. 그럼 끝까지 함께해 보겠습니다. 시작해 주셔서 감사합니다!

1.

당황하지 않은 척만 해도 절반은 프로

이제 막 치과 일을 시작한 여러분은 전문가인가요? 치과위생사인 여러분은 똑똑해 보이는 환자의 질문에 어디까지 전문가답게 대답할 수 있나요?

요즘 같은 정보의 홍수 시대에 스마트폰 하나면 다양한 분야의 지식을 누구든 쉽게 찾아볼 수 있습니다. 치과 전문지식도 마찬가지예요. 전문가가 운영하는 유튜브나 블로그 등의 플랫폼을 통해 환자 스스로 자신의 상태를 진단하거나 치료 방향을 예측할 수 있죠.

"46번 치아, 크라운 치료 먼저 해 주세요!"

처음 내원한 중년 남성이 정확히 오른쪽 아래를 가리키며 접수를 했어요. 인터넷 검색을 해보았더니 크라운 치료가 필요할 것 같아 치과를 방문했다고 말했죠.

"사랑니가 아파서 발치하고 임플란트 해야 할 것 같은데, 여기는 임플란트 한 대에 얼만가?"

치과 앞을 지나는 길에 대뜸 임플란트 가격을 묻는 어르신을 만난 적도 있어요. 인터넷 영상을 봤더니 빨리 임플란트를 해야 할 것 같아 치과를 알아보는 중이라고 하셨죠.

"선생님, 처음이라 모르시는구나. 다음에 왼쪽 아래 레진 치료한다고 했으니 약속 잡아주세요."

이렇게 먼저 치과치료계획을 말하는 여성 환자도 있었어요. 상황을 잘 모르는 것 같은 어설픈 전문가보다 자신의 판단을 더 믿는 환자였죠.

이처럼 환자가 먼저 전문적인 치과 단어를 사용하면 대화가 편할 것 같지만, 오히려 치과 지식인인 치과위생사가 당황하는 경우가 발생합니다. 이미 많은 것을 알고 있는 것 같은 상대에게 진료의 어느 부분까지 이야기를 해줘야 하는지, 무엇을 말해야 하는지에 대한 기준 설정이 까다로워지기 때문이에요. 특히 신입 치과위생사는 먼저 치고 들어오는 상대의 대화 방식에 이끌려 옳고 그름을 따질 새도 없이 아마추어인 자신이 대답하다가 틀릴 것을 걱정하죠.

그러나 차근히 환자의 이야기를 들어보면 걱정하지 않아도 대답할 수 있는 포인트를 찾을 수 있습니다. 먼저, 46번 치아의 크라운 치료를 원하는 초진 환자는 원장님 진단을 먼저 받아야 해요. 46번 치아가 상했더라도 진단 전까지는 인레이 치료를 하게 될지, 크라운 치료를 하게 될지 알 수 없으니까요. 임플란트를 원하는 어르신은 특수한 상황이 아니라면 사랑니를 뽑은 자리에 굳이 임플란트를 식립해야 할 이유가 없어요. 뽑을 치아가 사랑니인지 아닌지도 파악해야 하고요. 또한 여성 환자의 경우에는 이후에 받을 치료가 남았는지 남지 않았는지, 치료의 종결 여부는 전문가의 계획이 적힌 차트를 봐야 정확히 알 수 있습니다. 환자의 판단은 단지 환자의 생각일 뿐 정확한 진단은 아니니까요.

사람은 자신이 알고 있는 수준에 기대어 상대의 지식 정도를 예측하고 소통합니다. 여기서 전문가와 일반인의 소통에 문제가 생기기도 하죠. 이는 아는 것이 많으면 쉬운 설명도 어려워진다는 '지식의 저주'라는 말에서 찾아볼 수 있어요. '지식의 저주'란 한 분야에 오랜 기간 지식을 쌓은 사람은 간혹 상대방에게 쉬운 상황도 어렵게 설명하는 경향성을 이야기합니다. 내가 아는 만큼 상대도 알고 있다는 고정관념에 매몰되어 오히려 의사소통이 어려워지는 것이죠.

이러한 상황에 빗대어 신입 치과위생사의 소통 문제를 확인해볼 수 있어요. 신입 치과위생사는 대학교 졸업부터 치과 전문지식을 자세히 알고 있기에 상대가 사용하는 단어 몇 마디를 듣고 상대의 지식을 높게 평가하기도 합니다. 수줍은 나보다 자신 있게 말하는 환자를 보면서 환자가 나보다 치과 지식을 더 알고 있을 것 같다는 착각에 빠지는 것이죠. 처음 대하는 환자와 말하기도 어려운데, 초보인 나보다 이미 더 많은 것을 아는 사람을 어떻게 설득시켜야 할지 한참을 고민하는 거예요. 그러나 잠깐만 생각해 봐도 환자가 신입 치과위생사보다 더 자세한 전공 지식을 알 리가 없다는 것을 알 수 있죠.

대한민국 5,000만 인구 중 평소 '사람 머리뼈'의 해부학 명칭을 외우고 다니는 사람이 몇이나 될까요? 입술을 움직이는 데에 사용하는 근육 이름을 알고 있는 사람은요? 상악 송곳니의 길이가 몇 밀리미터인지 아는 사람은 또 몇이나 될까요?

일반 환자가 아무리 똑똑한 '척'을 하며 치과 전문용어를 언급해도 위 질문에 답할 수 있는 사람은 많지 않습니다. 더불어 정말 환자가 이 사실을 모두 알고 있다고 해도 치과의사가 아닌 이상 자신이 받아야 하는 치료에 진단까지 정확히 할 수는 없어요. 하지만 전공자인 여러분은 기초 이론부터 치료와 진단의 기본을 이미 알고 있잖아요! 대화를 못 한다고 해서 이미 알고 있는 지식을 다시 배울 필요는 없어요. 단지 환자의 질문을 받으면 대답하는 행위가 두려운 것인지, 대답할 내용을 정말 모르는지부터 먼저 구별해 보는 것이 중요하죠. 대부분 환자의 말에는 치과 전문용어가 섞여 있더라도 신입 치과위생사가 알 수 있는 내용이며, 전문가가 아닌 환자의 단어에는 엉뚱한 자가 진단이나 상황에 맞지 않는 말이 정말 많이 섞여 있거든요. 그러므로 환자의 질문에 먼저 당황하지 말고 자세히 들은 후 환자의 눈높이에 맞춰 대화 내용을 생각해 보세요. 환자가 원하는 것은 어려운 치과 용어를 섞어 나누는 전문 대화가 아닐 거예요. 다만 자신이 치료받을 부위가 어디인지, 어떤 치료를 받아야 하는지에 대한 정보가 궁금할 뿐이죠. 게다가 우리는 치과위생사로 일을 시작한다면 1일 차든 10년 차든 환자에게 전문가로 보이게 됩니다. 그러니 대답하는 행위를 너무 두려워하지 않아도 돼요. 환자는 이미 전문가의 말을 들을 준비가 되어 있거든요.

이러한 사실을 놓친 채 환자의 대화에 끌려가면 역으로 내가 알고 있는 것을 의심하고 대답에 자신감이 떨어집니다. 대화를 이끌어 나가는 여유가 부족하다 보니, 결국 알고 있는 정확한 정보 전달에 실패하게 되고요.

이미 여러 해 공부를 통해 국가 면허증을 취득한 치과위생사는 그 순간부터 치과라는 분야에 상당한 지식을 가진 사람이 되었음을 뜻합니다. 그러니 나의 전공 지식까지 의심할 필요는 없어요. 충분히 아는 내용을 말할 때는 차분한 마음과 여유만 가져도 해결되는 경우가 있으니까요. 환자의 말을 잘 듣고 질문에 대해 알고 있는 내용은 자신 있게, 전문가처럼 이야기해 주면 되는 것이죠.

당황하지 마세요! 여러분은 이미 치과위생사라는 이름의 자신감을 가져도 되는 사람들이니까요.

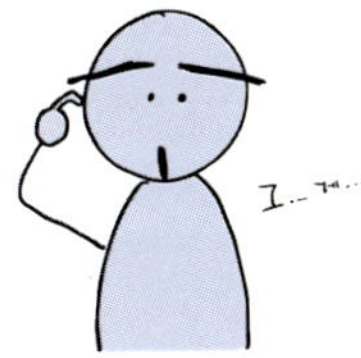

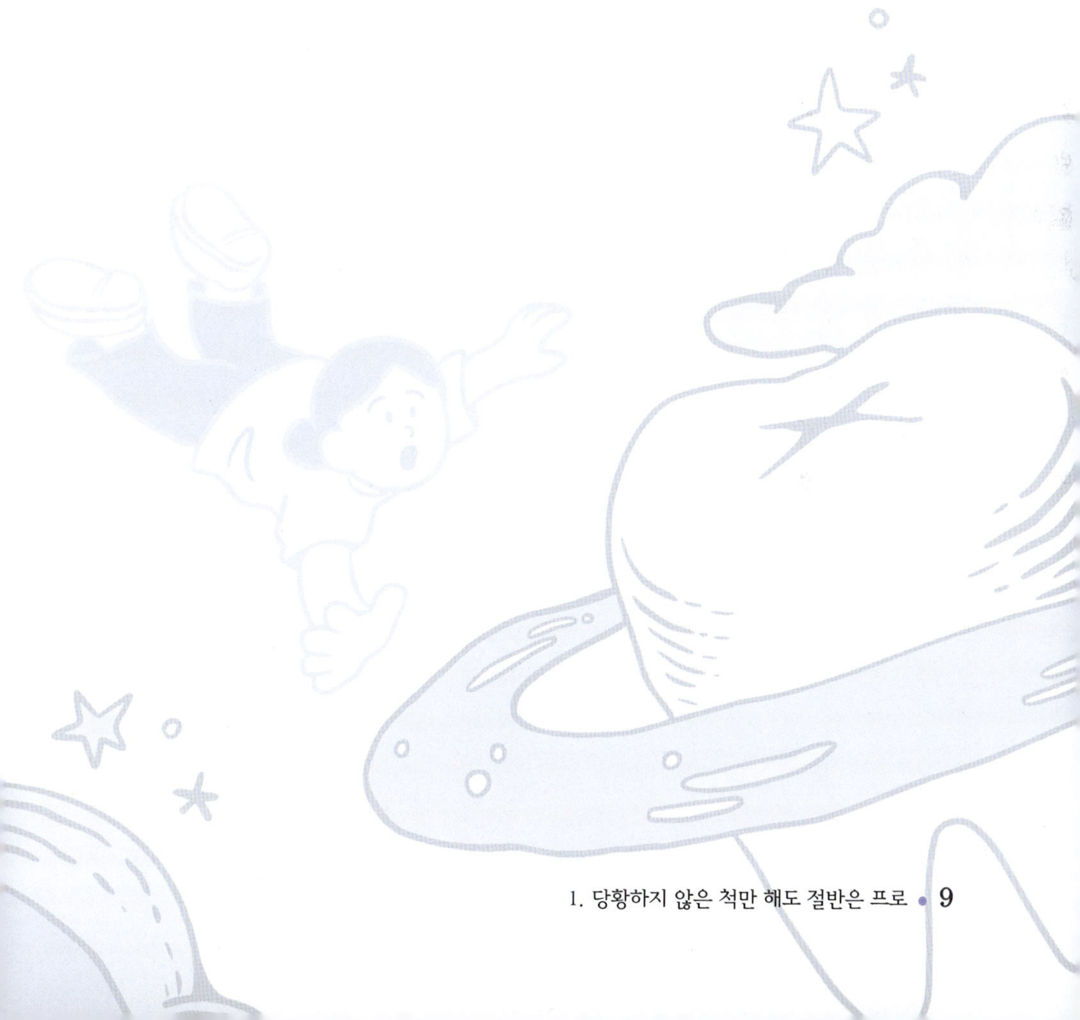

2.

아직 못하는 게 아니야

스케일링 하는 방법, 코드 넣는 방법, 임프레션 방법, 접착제 섞는 방법……. 학교 다닐 때 지겹도록 배운 교과서의 임상 내용들이죠. 수많은 방법들은 이미 배워서 아는데, 이상하게 치과위생사로서 처음 맡는 치과임상 업무는 늘 어렵고 버벅거리게 됩니다. 학생 때부터 실습하면서 한 번은 해본 일인데, 왜 실전에서는 못하는 것일까요?

저는 15년 전쯤 첫 환자의 첫 어시스트를 섰던 순간이 아직도 생생히 기억납니다. 보통 치과 내에서 사람들은 자연스럽게 움직여요. 자리를 안내받은 환자는 체어에 앉고, 치료를 하려는 원장님은 술자 자리에 앉죠. 그다음 술자는 체어 버튼을 누르고 진료를 위해 기구를 들 것이고, 환자는 입을 벌릴 자세를 취하죠. 굳이 말하지 않아도 술자나 환자 모두 자연스럽게 행동할 수 있는 공간이니까요.

그런 자리에서 혼자 부자연스럽게 굳어 있는 한 사람이 있었습니다. 실전 어시스트는 처음이라 바짝 긴장한 저였죠. 너무 긴장한 나머지 체어는 넘어가는데, 멀뚱히 서 있기만 했어요. 손발이 제대로 움직이지 않았거든요. 책이고 실습이고 새하얗게 변한 머릿속에서는 어떤 행동을 먼저 해야 하는지 계산조차 되지 않았죠. 그래도 그 자리에서 무언가 행동은 해야 했기에, '에라 모르겠다!' 소공포, 미러, 석션 등 어시스트가 사용할 것 같은 기구부터 전부 손에 쥐어 보았습니다. 하지만 순서도 모르고 어설프게 물건을 쥔 양손으로 어떤 일을 제대로 할 수 있었을까요. 당연히 술자 타이밍은 못 따라가고 엉킨 기구들만 만지작거리고 있었죠.

우왕좌왕하고 있는 제가 답답했는지 원장님은 결국 "라이트!"를 외쳤어요. 순간 정신을 차리고 꽉 찬 손으로 라이트를 만졌죠. 그런데 갑자기 석션에서 이상한 소리가 나기 시작했어요. 고개를 돌려 보니, 한 손에 들려 있던 석션 팁이 원장님의 얼마 안 되는 소중한 머리카락을 빨아들이고 있었죠. 당황해서 대충 떨어뜨린 소공포는 환자의 얼굴에 반대로 올라가 구멍 사이로 입 대신 눈이 보였습니다. 지금도 안경 너머로 쏟아지던 원장님의 그 차가운 눈빛과 소공포 사이로 황당해 하는 환자의 눈빛을 잊을 수가 없어요. 치과위생사로 처음 맡게 된 환자를 엉망으로 대하고 나니 진료 시작도 전에 집으로 가고 싶었죠.

이후 업무 수행 상황은 더욱 심각했어요. 첫 스케일링은 한 시간 반 동안 진행했고, 첫 인레이 임프레션은 다섯 번을 떴죠. 코드를 넣다가 잇몸을 헤집어 놓기도 하고, GI(글라스 아이오노머)는 섞는 중에 굳어 사용할 수 있는 재료보다 버리는 재료가 더 많았습니다. 아마 더 자세히 이야기하려면 책이 끝날 때까지 해야 할지도 몰라요. 일을 시작한 지 일주일이 지나고 열흘이 지나도 치과위생사의 고유 업무는커녕 간단한 어시스트 역할도 제대로 못 했죠. 진료 어시스트라기보다 진료 방해자에 가까웠어요.

며칠이 지나도 계속되는 실수에 자존감은 바닥으로 떨어졌습니다. 매 순간 창피해서 출근하는 일부터 고역이었죠. 어물쩍 하루를 보내고 집에 돌아오면 익스플로러에 찔린 손끝보다 끝없는 자책에 마음이 더 아팠습니다. 그렇게 시간이 흐르니 실수하지 않아도 실수할 것 같은 마음이 들었어요. 치과위생사 업무 자체가 두려워지기 시작했죠. 치과위생사지만 진료를 보는 일보다 혼자 소독실에서 기구를 닦는 일이 제일 마음 편했어요.

처음 일을 시작한 저는 도대체 무엇이 문제였기에 엉뚱한 일만 계속 저질렀을까요? 학교에서 배웠던 일이고 배운 만큼 일을 잘하고 싶었을 뿐인데, 잘하려고 할수록 실수만 했어요. 애초에 저는 치과위생사를 하면 안 되는 사람이었을까요? 하지만 지금의 저는 치과에서 자연스럽게 행동하고 업무 수행에 큰 차질이 없는걸요. 그렇다면 저는 이런 실수를 언제까지 반복했을까요? 꼭 제가 아니더라도 현재 치과에서 치과위생사 업무를 제대로 하고 있는 치과위생사들은 언제부터 전문가답게 업무를 수행했을까요?

치과임상을 진행하는 사람은 머리로 생각하는 내용이 자연스럽게 행동으로 이어져야 정상적인 업무를 수행했다고 볼 수 있어요. 마치 운동선수와 비슷하죠. 피겨 선수가 스케이트를 신고 자유롭게 얼음 위를 주행하는 것처럼, 네트 너머 경로가 바뀌는 공을 쫓아가는 배구 선수처럼 말이죠. 프로 운동선수들은 매일 감독과 전략을 짜고 같은 행동을 반복해서 몸이 기억하도록 합니다. 생각한 대로 몸을 움직일 수 있어야 전략대로 좋은 성적이 나오니까요.

치과위생사도 마찬가지예요. 치위생과를 졸업하며 책에서 배운 이론이 자연스럽게 몸으로 출력되는 데까지는 몸이 기억할 만한 경험과 행동이 꼭 필요합니다. 그것이 시간의 더께만큼 쌓여 점차 능숙한 전문가가 되어 가는 것이죠. 전문가의 사전적 의미는, "어떤 분야를 연구하거나 그 일에 종사하여 그 분야에 상당한 지식과 경험을 가진 사람"입니다. 자칭 타칭 첫 경험부터 전문가 타이틀을 가진 신입 치과위생사는 첫 임상에 지식만 있을 뿐 경험은 부족한 상태죠. 지식은 알고 있어도 경험이 없어 행동이 어려운 반전문가 상태인 것입니다. 하지만 이론적으로만 아는 업무를 이미 전문가처럼 할 수 있는 일이라 착각하면 스스로 일을 못하는 사람이라 단정 짓게 됩니다. 배운 것도 제대로 못하는 지경이라면 앞으로 어떻게 임상을 버텨야 할지 막막해지기만 하죠. 매일 자신의 부족한 면만 보며 잃어 가는 자존감은 충분히 할 수 있는 일조차 의심하도록 만들어요. 잘할 수 있는데도 잘 못할 거라는 실패부터 생각하면 할 수 있는 일임에도 불구하고 실제는 행동을 못하게 되는 거죠.

그래서 신입 치과위생사가 꼭 알아야 하는 한 가지가 있어요. 이론만 가지고 처음부터 일을 잘하는 사람은 극히 드물다는 사실입니다. 아마 세상의 어떤 일이든 비슷할 거예요. 김연아 선수도 얼음판 위에서 수십, 수백, 수천 번 넘어졌을 것이고, 김연경 선수도 서브가 엉망인 날들이 무수히 있었을 테니까요. 일 잘하는 우리 치과진료실 팀장님도, 데스크 실장님도 불완전한 첫 경험은 있었을 거예요. 어설픈 과정들이 충분히 쌓여야 정상적인 업무 수행 능력이 완성되죠. 그러니 모든 일이 처음인 신입 치과위생사는 경험이 부족해 제대로 일하지 못하는 시기가 있음을 어느 정도 당연하게 받아들여야 합니다. 경험이란, 단어 그대로 실제로 겪어 봐야 알 수 있는 일이니까요.

이처럼 시간이 필요한 일은 때때로 시간이 해결해 주기도 합니다. 이때 무거운 시간을 견디기 위해 당연한 일은 당연하게 넘길 줄 아는 여유가 필요하죠. 그러니 처음부터 다 못 한다는 자책을 내려놓고 단지 그날의 실수를 분석해 보세요. 연습량이 부족하여 임프레션을 다섯 번 뜬 것은 아닌지, 글라스 아이오노머를 빠르게 섞는 방법은 무엇인지, 코드를 넣을 때 잇몸에 상처를 낸 이유는 무엇이었는지 등 실수의 실체를 제대로 알아보는 것부터 시작하면 되는 것이죠. 그리고 제대로 된 경험이 쌓이면서 자리에 맞게 완성되어 가는 거예요.

첫사랑에 실패했다고 평생 연애를 못 하는 건 아니잖아요. 단지 서툴렀다, 그뿐이죠. 조급해 한다고 달라지는 것은 없어요. 차라리 어리숙한 처음을 인정하고 다시 도전하는 용기가 필요하죠. 다시 도전하는 힘은 내가 나를 믿을 때 행할 수 있어요. 결국 업무를 해내야 하는 사람은 나 자신이니까요. 그러니 미숙함은 인정하고 실전을 익히며 조금은 편안하게 시간을 쌓아가 보세요. 시간이 쌓이는 만큼 성숙한 치과임상 전문가로서 면모를 갖추게 될 거예요.

꼭 기억하세요! 치과임상은 학교에서 보고 배운 내용만으로 능숙하게 시작할 수 없어요.

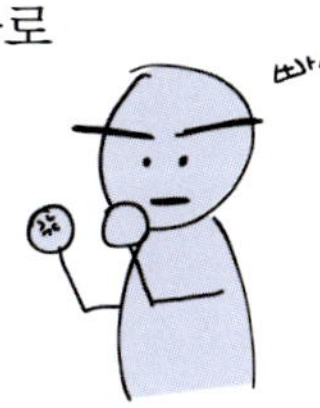

3.

포셉인 듯, 포셉 아닌, 포셉 같은 너

프랑스 철학자 장 폴 사르트르는 "인생은 B와 D 사이의 C [탄생(Birth)과 죽음(Death) 사이의 선택(Choice)]이다."라고 말했습니다. 인간은 저녁 메뉴를 고르는 사소한 순간부터 인생을 바꾸는 결정적인 사건까지 하루 200여 번의 선택을 한다고 하죠. 아마 각자의 지금은 수많은 과거의 선택이 모인 결과일 거예요. 여러분은 오늘 하루 어떤 선택을 하셨나요? 사회인으로 직장에서 했던 선택의 결과는 모두 마음에 드시나요? 오늘처럼 선택한다면 내일은 더 나은 내가 되어 있을까요?

치과임상을 시작하면 일상에서의 선택 횟수는 늘어날 거예요. 치과위생사 업무는 진료에 필요한 기구를 직접 고르는 것부터 시작하니까요. 그러나 신입 치과위생사의 첫 기구 선택은 생각만큼 쉽지 않습니다. 교과서 속 사진으로 보는 기구와 실제 기구는 차이가 있기에, 실제 필요한 진료에 맞게 기구를 제대로 선택하는 몇 가지 연습부터 해야 하죠.

첫 번째 연습은, 하나의 기구만 보아도 그 쓰임새와 용도를 아는 것입니다. 교과서 속의 상악 소구치 발거 포셉과 상악 유치 발거 포셉은 생김새가 거의 유사해요. 그러나 두 기구는 크기 차이가 명확하죠. 유치보다 큰 소구치를 잡는 포셉이 당연히 커야 할 테니까요. 생김새는 같지만 확연히 다른 크기 덕분에 포셉 두 개를 나란히 놓고 보면 교과서나 실전이나 기구를 고르는 데에 실수할 일이 거의 없습니다.

하지만 크기가 크거나 작다는 것으로 구분할 수 있는 것은 비교대상이 있을 때만 가능해요. 빠르게 돌아가는 실전에서 포셉을 준비할 때마다 늘 두 가지 기구를 동시에 만져 보고 원하는 포셉을 가져갈 수는 없어요. 그러므로 하나의 포셉만 보고도 용도에 맞게 바로 선택할 수 있도록 연습하는 것이 중요하죠.

두 번째 연습은, 기구 명칭을 확실히 알아 두는 것입니다. 각 치과에서는 똑같은 기구라도 치과마다 부르는 명칭에 차이가 있을 수 있거든요. 블레이드를 블레이드라고 부르기도 하지만, 메스나 고유번호로 부를 수도 있죠. 교과서에서 커클랜드 나이프 또는 키드니 나이프라는 여러 가지 명칭으로 소개되는 기구는 자신이 다니는 치과에서 선택하고 부르는 명칭으로 기억해 두어야 하죠.

지혈겸자라고 배우는 모스키토, 헤모스테이트 그리고 켈리는 치과에서 많이 사용하는 기구입니다. 생김새는 약간씩 차이를 보이지만 사용하는 목적은 비슷하죠. 이때 어떤 치과에서는 셋을 통합해 하나의 명칭으로 지정해서 부를 수 있습니다. 생김새가 워낙 비슷하다 보니 여러 가지 명칭으로 부르면 오히려 헷갈릴 수 있으므로, 비슷한 모양으로 분류해 하나의 명칭으로 지정하는 것이죠. 통합된 명칭으로 부르면 비슷하게 생긴 기구들의 모양만 잘 알아 두고 찾아오면 되니까요. 하지만 세 종류의 지혈겸자를 하나하나 분리해서 정확한 명칭으로 부르는 치과도 있을 수 있어요. 이런 경우에 해당 치과에서는 각 기구 생김새의 차이를 정확히 알아야 하고, 정확한 명칭으로 매칭해서 외워 두어야 합니다. 그래야 각기 다른 기구를 정확히 선택하고 사용할 수 있으니까요.

세 번째 연습은, 처음 보는 기구는 사용 전부터 모양을 눈에 익히고 사용 목적을 알아 두는 것입니다. 실전 임상에서는 책에서 보지 못한 특이한 기구들이 정말 많아요. 이는 치과용 기구를 제작하는 회사가 세계적으로 다양하기 때문인데요, 수많은 회사들은 각 회사 제품의 경쟁력을 키우기 위해 진료에 최적화된 기구를 개발하려고 노력합니다. 같은 술식을 진행하더라도 사용하기 편리한 기구는 많은 사람들이 사용하려고 할 테니까요. 그래서 치과 기구는 회사마다 특이한 모양과 다양한 종류로 변형되어 제작되기도 합니다. 발치 포셉의 한쪽 끝단이 유독 뾰족하거나 손잡이가 특이하게 휘어져 치아를 잘 잡을 수 있도록 모양을 변형한 포셉이 있을 수 있어요. 어떤 포셉은 포셉이 맞는지 헷갈릴 정도로 작은 경우도 있죠. 끝단이 스푼처럼 매끄러운 서지컬 큐렛도 있지만, 잇몸 염증 제거를 쉽게 하기 위해 작동부가 톱니바퀴 모양인 서지컬 큐렛도 존재합니다. 치과위생사가 졸업하는 순간부터 모든 신상 기구를 다 알면 좋겠지만, 전공 서적은 많은 기구 중 일부를 다룰 수밖에 없어요. 그러므로 입사 후에는 교과서에서 배운 기구와 같은 명칭으로 불린다고 하더라도 그 기구만의 특이한 모양은 없는지, 특별히 다른 기능은 없는지 꼼꼼히 살펴보아야 합니다.

마지막으로 연습해두면 좋은 것은, 같은 기구라도 실제 용도에 맞게 기구를 고를 수 있어야 한다는 것입니다. 치과임상에서는 하나의 기구가 반드시 한 가지 기능만 하지 않는 경우가 있거든요. 기구 본래의 용도가 아니더라도 술자가 사용하기 편하다면 술식에 어울리지 않는 엉뚱한 기구를 찾기도 하죠. 스푼 익스카베이터는 보통 상아질을 긁어내는 기구지만, 외과수술 시 사용할 수도 있어요. 작은 기구 끝단으로 서지컬 큐렛보다 작은 부위의 염증을 긁어내는 데에 편리하니까요. 지금은 많은 치과에서 사라진 재료지만, 치과에서 사용했던 아말감 캐리어는 멸균하여 임플란트 골이식 때 사용하기도 합니다. 파우더 형태로 되어 있는 골이식재를 한 번에 많이 옮기기에 적합한 모양새를 하고 있으니까요.

치과 업무에 숙련된 사람은 술자가 사용할 기구를 빠르게 선택합니다. 이는 수많은 선택지를 알고 있기에 가능한 일이죠. 더불어 우리 치과에서 어떤 타이밍에 어떤 기구를 사용할지 미리 알고 준비하기 때문이에요. 사실 치과임상에서 치과위생사는 단순히 기구 준비만 하는 사람이 아니에요. 그렇기에 기구 선택에 촉각을 곤두세우며 집착하고 외울 필요가 없을지도 몰라요. 하지만 수많은 업무 중 정확한 기구를 선택해 술자에게 건네는 일은 치과위생사 업무의 기초 단계에 해당합니다. 기본적인 단계를 제대로 수행하지 못하면 그 이상의 업무는 발전할 수 없겠죠.

치과위생사는 직업적으로 기본(Base)에서 성장(Development)하기까지 수많은 선택(Choice)을 잘 할 수 있어야 합니다. 폭넓은 선택을 하려면 기초를 알고, 변형된 기법을 알고, 적재적소에 응용하는 방법까지 순차적으로 알아가 보는 것이 중요하죠. 처음부터 어려운 단계로 뛰어들지 말고 알고 있는 것부터 차근차근 선택해서 정리해 보세요. 하나씩 정리되는 순간, 어느새 숙련된 선택자가 되어 있을 테니까요.

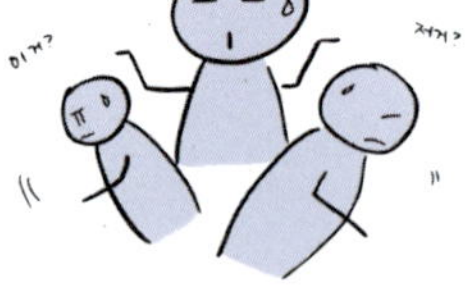

꼭 기억하세요!

기구 보관 장소 기억하기

실제 진료에 사용하는 기구는 치과 곳곳에 섞인 채 자리하고 있기에 보관 장소도 정확히 알아야 합니다. 치과에 그 기구가 있다는 사실은 아는데, 기구 자체가 어디 있는지 모르면 제때 꺼내 준비하거나 사용할 수 없으니까요.

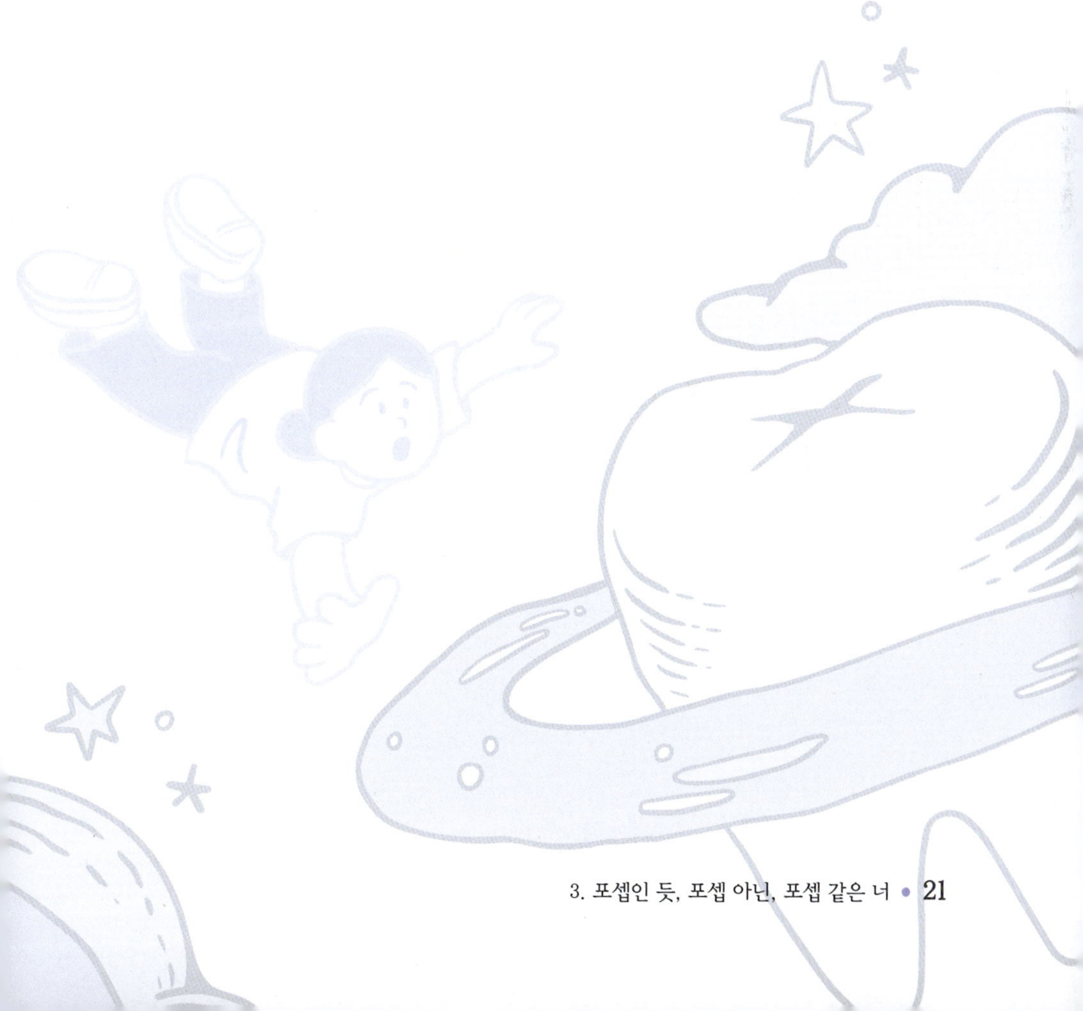

4.

그건 안 배웠는데요, 그것도 안 배웠는데요

여러분은 고대 수학서 "유클리드 원론"이라는 책을 읽어 본 적이 있나요? 이 책은 세계에서 두 번째로 많이 읽힌 책이라고 어느 백과사전에 소개되어 있습니다. 저는 처음 듣는 책 제목 같은데, 여러분은 어떤가요?

"유클리드 원론"은 1482년에 인쇄된 이후 근대 수학 교과서로 사용되고 있습니다. "둔각은 직각보다 큰 각이다. 예각은 직각보다 작은 각이다." 이 문장을 한 번쯤은 보신 적이 있을 거예요. 우리나라 초등 수학 교과서에 나오는 문장이거든요. 십수 년간 우리를 괴롭힌 수학의 기본 문장이 "유클리드 원론"의 내용이었습니다. 책 제목이 생소해 당연히 내용도 모를 줄 알았는데 내용은 이미 알고, 제목만 모르는 책이었네요.

제 첫 치과임상은 이 "유클리드 원론"을 자주 만나는 기분이었습니다. 학교에서 아무리 배웠어도 실전에서 사용하는 단어는 확실히 어렵게 느껴졌죠. 모르는 영어가 쓰일 때도 있고, 차트의 표기는 다른 세상의 문자처럼 보이기도 했어요. 특히 정신없이 진료를 따라가다가 생소한 단어를 들으면,

그 순간 마치 얼음이 된 듯 그 자리에서 정지 상태가 되기도 했었죠.

첫 출근 이후 2주 정도 지난 어느 날이었어요. 평소처럼 어시스트로 술자의 레진 치료 과정을 따라가고 있었죠. 그런데 갑자기 술자가 "패×블!"을 외쳤어요. 지금껏 사용해 오던 짜서 쓰는 레진을 준비하던 저로서는 당황스러웠죠. 술자의 마스크 안에서 작은 소리로 속삭이는 평소와 다른 단어는 제대로 알아듣지도 못했어요. 명칭이 제대로 안 들리는데, 정확한 재료를 찾을 수 있었을까요? 당연히 혼돈의 카오스가 시작되었죠.

일단 뭐라도 해야 할 것 같아 얼렁뚱땅 근처에 있는 재료들을 하나하나 집어서 내밀었어요. 물론 잡는 족족 원장님이 원하는 재료가 아니었죠. 한참을 허둥거리면서 엉뚱한 재료만 내밀던 저는 순간 그 자리에 멈췄습니다. '패–' 자로 시작하는 재료가 어떤 재료인지 도저히 파악할 수 없었거든요. 그런 제 모습을 본 원장님은 결국 직접 재료를 꺼내 왔습니다. 원장님 손에 쥐어진 물건은 덜어서 사용하는 레진이었죠. 그제야 우리 치과에 '패–' 자로 시작하는 하드레진이 있다는 사실을 알았습니다. 덜어서 사용하는 하드레진은 재료학 시간에 이미 배워서 어떻게 사용하는지는 알고 있었어요. 하지만 새로운 단어를 제대로 알아듣지 못해 생소하게만 여겼기 때문에, 원장님이 원하던 재료가 하드 레진일 것이라고는 생각지도 못했죠. 사실 잘 생각해 보면 저는 레진 치료 어시스트 중이었는데 굳이 광범위한 재료를 머릿속에 떠올릴 필요는 없었을 거예요. 단지 레진 통 근처 어딘가에 있는 레진을 주면 끝나는 일이었죠. 하지만 그때는 너무 당황해서 이런 생각조차 나지 않았다는 것이 문제였겠지요!

나중에 치과를 몇 번 옮긴 후 알게 된 몇 가지 사실은, 똑같은 레진도 패커블 레진, 하드 레진, 콤퍼짓 레진 등 더 다양한 명칭으로 불릴 수 있다는 것이었습니다. Z250이나 Z350, 필택 등과 같이 레진 자체를 상품명으로 말하는 곳도 있었어요. 또 짜서 쓰든 떠서 쓰든 오펙 레진이라고 부르는 것이 있는가 하면, 전치부용 레진은 부위나 용도에 따라 다르게 불리기도 하죠. 똑같은 레진이 이렇게 여러 가지 명칭으로 불린다면 어딘가는 '레순이, 레돌이'로 레진을 말하는 치과가 있지 않을까요?

전공 서적에는 사용 용도나 성질에 따른 몇 가지 종류의 재료를 설명하고, 이를 통칭하여 레진이라고 알려줍니다. 그러나 막상 임상에 나와 보면 레진을 가리키는 명칭 자체가 너무도 다양하기에 아예 모르는 재료처럼 느껴지기도 하죠. 하지만 치과에 구비된 레진은 보통 우리가 교과서에서 배운 레진입니다. 처음 듣는 명칭이라고 해도 진료 흐름에 따라 필요한 재료인 '레진'을 불렀을 가능성만 알아차리면 되죠. 레진 치료를 하다가 임플란트 픽스처를 달라고 할 일은 없잖아요. 그러니 모르는 단어가 나오더라도 명칭에 집착하기보다 진료 흐름을 놓치지 말고 따라가는 것이 훨씬 중요해요. 치료 순서만 제대로 알아도 눈치껏 이름을 맞출 수 있거든요.

그래도 혹시 모르니 레진을 부르는 세상 모든 단어를 미리 공부하고 알아야 할 것 같다고요? 단언컨대 처음부터 세상 모든 치과에서 부르는 다양한 레진의 이름을 외울 필요는 없어요. 누군가가 레진을 레순이라고 부르는데, 그 단어를 몰랐다고 해서 임상 공부를 덜 했다거나 부족한 치과위생사는 아니니까요.

다른 진료의 기본 흐름도 마찬가지예요. 진료 중 나오는 색다른 단어는 지금 진행하는 치료와 전혀 다른 치료를 다시 하겠다는 의미가 아니랍니다. 치료 흐름을 잘 따라가다 보면 새로운 명칭은 잘 모르지만, 대략 어떤 재료나 기구가 필요한지 이미 배워 알고 있는 경우가 더 많죠.

그러나 신입 치과위생사들은 사소한 명칭에 자신이 많은 것을 알고 있다는 사실은 잊고 처음부터 '치과임상 잘하는 특별한 방법'을 알고 싶어 합니다. 자신이 알고 있는 것은 고작 기본 교과서 내용이기에 쉽고 하찮게 여기죠. 그런데 한번 생각해 보세요. 수학 점수를 잘 받는 방법은 특별한 방법이 아니라 기본을 응용하여 더 많은 문제를 해결하면 됩니다. 유클리드의 원론과 같은 기본도 모르고 좋은 점수를 받기는 어려울 거예요. 물론 유클리드의 원론 같은 수학 전제만으로 점수를 잘 받을 수는 없어요. 그런데 또 뒤집어 보면 원론을 모르면 문제 풀이 자체가 진행되지 않잖아요. 약속을 알고 있어야 문제를 이해하고 해결할 수 있으니까요.

여러분은 국가고시를 보기 위해 얼마나 많은 전공 서적의 내용을 암기했나요? 이미 여러분은 치과임상에서 보편적으로 사용되는 많은 약속을 알고 있습니다. 임상에 필요한 기본 과정은 학교에서 훌륭한 교수님과 좋은 책을 통해 성실히 마쳤으니까요. 물론 전공 과정에 있는 내용이 치과임상에 있는 모든 업무를 포함하지는 않아요. 하지만 치과임상에서 기본 전제가 되는 내용은 충분히 담고 있죠.

그래서 처음에 행동하기는 어려워도 몇 가지만 알려 주면 쉽게 응용할 수 있는 거예요. 치과임상을 잘하는 기본 방법을 여러분은 대부분 알고 있기 때문이죠. 아마 전공 서적 내용은 국가고시 후 15년이 지난 저보다 이제 막 졸업한 1년 차 선생님이 훨씬 많이 알고 계실 거예요. 그러니 기죽지 말고 찬찬히 배웠던 기억을 되짚어 보세요. 기억 속 어딘가에 그 기본과 흐름이 들어 있을 거예요.

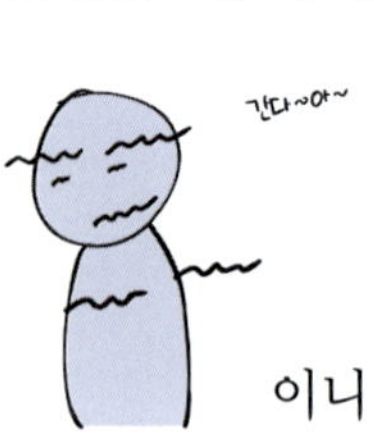

치과임상 실전은 아는 내용에서 늘려가는 것, 단지 그것뿐이니 무조건 모를 것 같다고 걱정부터 할 필요는 전혀 없어요.

5.

휴직 기간쯤이야

여러분은 결혼에 대해 어떻게 생각하시나요? TV에 부부가 함께 출연하는 프로그램을 보면, "결혼은 인생 무덤이다.", "차라리 혼자 사는 게 속 편하다."는 식의 말들을 하잖아요. 그런데 또 막상 주변 친구들을 보면, 살면서 결혼은 한 번쯤 할 만하다는 생각이 듭니다. 가끔 한밤중에 하소연하는 전화를 받을 때만 제외하면요. 역시 결혼은 해도 후회, 안 해도 후회한다는 말이 괜히 나온 건 아닌 것 같아요.

수십 년간 따로 살았던 사람과 가장 가까운 사이가 되는 결혼은 남성이든 여성이든 앞으로의 인생에 많은 변화가 생깁니다. 두 사람 간에 가족이라는 새로운 관계가 형성되고, 시댁과 친정, 시누이와 매제 등 더 큰 가족의 형태로 관계가 확장되죠. 인간관계뿐 아니라 살아야 하는 환경이 변할 수도 있고, 직장을 옮겨야 하는 경우가 생길 수도 있어요. 변하는 환경에 때때로 다투기도 하겠지만, 이해하고 양보하며 그렇게 맞춰 살아가게 되겠죠. 그러다 새 생명이 찾아오면 부모라는 이름으로 한 번 더 삶의 방식이 변화하게 됩니다.

아이가 태어나면 부모는 자연스럽게 최소 몇 개월에서 몇 년간 아이를 돌보는 데에 집중해야 합니다. 새끼 사슴은 태어나자마자 스스로 일어서고 수 분 내에 걷고 뛸 수 있다고 해요. 이에 비해 인간은 스스로 살아가기까지 부모의 보살핌을 가장 오래 받는 동물이죠. 태어나 제자리에서 몸을 뒤집는 행동만 익히는 데에 최소 4개월 정도 소요되니까요. 부모는 아이를 낳고 키우기까지 어쩔 수 없는 경력단절 기간이 생기게 되죠.

그래도 다사다난한 시기를 잘 지나고 나면 부모는 직장으로 복귀할 수 있습니다. 치과위생사였던 엄마나 아빠도 마찬가지죠. 치과위생사는 공무원이 아님에도 불구하고 국가면허증을 한 번 취득하고 나면 복직이 쉬운 직업군에 속합니다. 경력단절 이전에 치과 일을 익숙하게 진행했던 경력 치과위생사들은 나이가 큰 장벽이 되지도 않아요. 치과에서는 이미 검증된 치과위생사라는 것을 알기에 함께 일하기를 원하죠. 그러나 출산 전 오랜 기간을 일했던 전문가라 해도 그만둔 시간이 길어지면 스스로 갖는 불안함에 복직을 고민합니다. 빠르게 변화하는 시대에 홀로 멈췄던 기간, 그 시간을 넘어 직장에 적응할 수 있을지에 대해 다시 한 번 생각하게 되죠.

몇 년 전 팀장으로 치과에 근무할 때 결혼과 이사로 인해 몇 개월 만에 복직한 선생님과 함께 일한 적이 있습니다. 30대 후반이었던 그 선생님은 혹시 자신이 치과에 피해를 주지나 않을까 하는 고민을 복직 전날까지 했다고 말했어요. 그러나 일을 시작한 지 며칠 만에 오히려 제가 잘 부탁드려야 하는 상황이 되었죠. 그 선생님은 저보다 나이가 많았지만 누구보다 성실하게 일했거든요. 남들보다 더 많이 움직이고, 더 열심히 일거리를 찾아다녔죠. 어려운 업무는 물어보면서 직접 하려 했고, 허드렛일은 알아서 마무리하셨어요. 오히려 정직원인 제가 부끄러울 정도로 열심히 일하셨죠. 누가 뭐라 할 것도 없이 필요한 자리에 늘 계셨어요. 현직에 계속 있었던 제가 보기에는 도대체 왜 복직 걱정을 했는지 모를 만큼 출근 며칠 만에 새로운 치과에 완벽히 적응했죠. 몇 개월을 쉬었어도 치과 업무의 기본적인 틀은 이미 알고 계셨으니까요.

우리는 어떤 일을 아무리 오래 했어도 경력단절 기간이 생긴다면 그동안 업무를 하지 않은 데서 당연히 불안함을 느낄 수 있어요. 열심히 경력을 쌓아두었어도 몇 개월, 아니 며칠만 쉬어도 손이 굳은 것 같은 느낌이 드니까요. 거기다 새로운 치과에서 새로운 일을 다시 배워야 한다는 부담감은 그간 치과 일을 어떻게 했는지 생각나지 않을 정도로 크게 다가오죠. 더불어 처음 일할 때보다 나이 든 자신을 보며 젊은 신입 직원보다 못할 것 같은 기분이 들기까지 할 거예요. 그렇지만 그런 생각은 내가 만드는 나만의 틀일 뿐 미리 걱정할 필요는 없어요. 한 번이라도 일을 해본 사람과 한 번도 일을 해 보지 않은 사람은 당연히 다른 결과를 냅니다. 단 몇 개월의 경력이라도 제대로 배우고 실행했다면 일을 전혀 모르는 사람과 업무에 적응하는 속도부터 다르거든요. 그러니 당장 내일부터 일을 할 수 있을지 없을지 괜한 고민부터 하지 않아도 될 것 같아요. 몸은 쉬었어도 일 잘하는 방법은 이미 내 몸 안에 새겨져 있거든요.

세계적인 호평을 받으며 각종 시상식을 휩쓸었던 드라마 "오징어 게임"에는 1970, 80년대에 어린 시절을 보낸 분들이 동네에서 한 번쯤 해봤던 놀이들이 등장하죠. '무궁화꽃이 피었습니다', '구슬치기', '딱지치기' 같은 것들이요. 드라마에서 참가자들은 잠시 머뭇거리지만 간단한 규칙만 듣고도 게임에 금방 적응합니다. 어린 시절의 놀이지만 어른이 된 후에도 몸이 기억하는 것이죠. 우리도 마찬가지예요. 지금 누군가가 줄넘기를 건네주고 넘으라고 한다면 줄 넘는 방법을 설명해 주지 않아도 어떻게 넘는지 알고 있죠. 비록 몸은 무거워졌지만, 최소 한두 번은 줄을 넘을 수 있을 거예요. 치과임상도 마찬가지예요.

치과위생사가 알아야 하는 술식이나 기법은 일단 몸이 해내야 하는 일이니까요. 이미 몸으로 직접 쌓아 충분히 학습된 경험은 쉽게 사라지지 않아요. 단지 돌아오는 데 약간의 시간이 필요할 뿐이죠. 그러니 언제 복직을 하게 되든 내 몸의 기억을 믿으세요! 경력단절이라는 단어는 경력이 잠시 멈추었을 뿐, 한 번도 경험해 보지 않은 일을 뜻하지는 않으니까요.

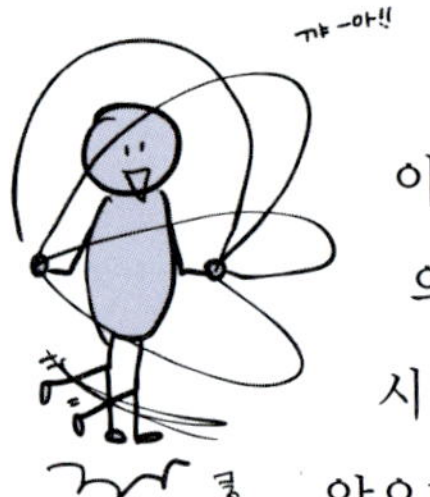

6.

실전 능력자가 되는 방법

치과위생사는 이론부터 실기까지 업무에 필요한 기본 내용을 학교에서 배우고, 인증받고, 졸업합니다. 치과임상에서 필요한 능력은 배운 내용을 토대로 실천하면 되죠. 그러나 현실은 학교에서 배우는 이론보다 실제 임상을 경험해야만 알 수 있는 실전 공부가 조금 더 많아요. 실전에서 일 잘하는 능력은 글자나 사진으로 아무리 본다고 저절로 늘지 않죠. 또한 교과서로 배웠던 내용이 실전의 모든 것을 말해줄 수는 없기에 처음 보고, 처음 배우고, 처음 시행해야 하는 것들이 더 많을 수밖에 없어요.

신입 치과위생사들은 치과용 방사선 촬영을 위해 교과서에 나오는 정착액, 현상액을 다루는 일은 열심히 배워서 알고 있을 거예요. 그러나 요즘 치과임상에서 정착액과 현상액을 사용할 일은 거의 없어요. 대신 환자를 정자세로 세우고 촬영만 하면 결과물이 나오는 디지털 엑스레이, CT나 파노라마 등이 훨씬 보편화되어 있죠. 치아의 본을 잘 뜨기 위해 알지네이트, 아가, 폴리설파이드 등 많은 인상재료와 그 특징도 학교에서 배웠습니다. 하지만 실전에서는 아가나 폴리설파이드 인상재를 볼 일이 많지 않아요. 오히려 구강 스캐너를 사용할 일이 더 많죠. 그러므로 실전에서 처음 보는 장비나 재료는 그 사용법을 제대로 익히고 손에 익숙해지도록 사용해 보고 연습해 보는 것이 좋아요. 이때 특정 장비를 사용하는 업무라면 해당 프로그램을 켜고 끄는 방법부터 세팅하는 방법까지 하나하나 배우고 익혀야 하죠. 기존 이론이나 추측만으로 새로운 장비를 바로 사용할 수는 없을 테니까요.

학교에서는 치과치료에서 술자가 진행하는 다양한 술식들도 자세히 알려 줍니다. 치주박리소파술, 치아재식술, 임플란트 식립 과정 등 우리가 직접 하지 않는 치료도 그 흐름을 가르쳐 주죠. 이는 치과임상에서 술자가 주축이 되는 술식이라고 해도 술자가 하는 업무는 결국 어시스트가 전부 알고 있어야 자연스러운 협조가 가능하기 때문이에요. 하지만 술자의 술식은 재료의 변화와 마찬가지로 그 기술이 나날이 발전합니다. 내비게이션 임플란트, 자외선 임플란트, 잇몸 절제 시 환자 통증을 줄여 주기 위한 레이저까지 처음 보는 기구와 그에 맞는 술식으로 치료를 진행하죠. 이때 처음 보는 술식은 어시스트가 흐름을 따라가기 굉장히 까다롭습니다. 다음 단계가 보이지 않으니 예측하고 준비하기가 어렵잖아요. 그러므로 치과에서 치과위생사가 직접 시행하는 업무가 아니라 해도 새롭게 변화하는 술자의 술식 과정을 알아 두는 것이 좋겠죠. 내비게이션 임플란트 식립에 필요한 전 단계 과정, 자외선 임플란트 기계 다루는 방법, 잇몸 절제를 위한 레이저 기계 다루는 방법 등 교과서에서는 한 번도 보지 못한 부분은 반드시 미리 알아 두어야 하겠죠!

치과임상은 급속하게 변화하는 시대의 흐름에 맞춰 빠르고 편리하게 변화합니다. 치과 재료나 기법은 늘 한 가지에 머물러 있지 않기에 새로운 이론부터 실제 손으로 시행해야 하는 것까지 전부 아는 것이 중요하죠. 새로운 업무는 계속 배워야 부드럽게 진행하고 처리를 할 수 있어요. 배우는 단계를 무시하고 무작정 시도만 한다면 프로그램이 망가지든 환자가 힘들어하든, 술자에게 한소리를 듣게 되든 그 어느 부분에서든 반드시 손상이나 피해가 발생할 수 있으니까요.

이때 교과서에 없는 새로운 치과임상 업무를 배우는 과정이나 배워 나가는 루트는 다양할 수 있어요. 직접 선배에게 배울 수도 있고, 프로그램 회사 직원에게 배울 수도 있죠. 동영상을 통해 배울 수도 있고, 새로운 매뉴얼을 통해 방법을 터득할 수도 있어요. 여러 사람들에게서 배우고 장점들을 잘 모아서 내 것으로 만들면 되죠. 어떻게 배우든 틀린 건 없을 거예요. 중요한 건 어떤 방법으로든 처음 보는 것을 배우고 따라가려는 노력과 행동이죠. 치위생과에서 많은 전문 과정을 배웠기에 이미 다 알고 있다고 생각하거나 더 이상 배울 것이 없다고 생각하면 안 돼요. 내가 하는 일은 결국 내가 수행할 수 있어야 실력을 인정받을 수 있죠.

하지만 열심히 배울 때도 주의할 점이 있습니다. 내가 임상의 일부분을 잘할 수 있게 되었다고 해도 하나를 배운 것에 만족하며 한 업무에 정체되어 있으면 안 된다는 것이죠. 치과 내에는 매우 다양한 업무들이 있어요. 앞에서 말한 임프레션부터 방사선 촬영, 술자 어시스트까지 치과 내에서 우리가 해내야 하는 일들은 무궁무진하죠. 수많은 치과 업무 중 내가 잘하는 한 가지 일만 계속하면 해당 업무에 고인물은 될 수 있어도 모든 일을 할 줄 아는 능력자는 될 수 없어요. 다양한 일을 골고루 알고 직접 수행할 수 있는 업무 범위가 넓어야 제대로 된 실력자로 인정받을 수 있죠. 그러므로 한 가지 일에만 몰입하지 말고 여러 가지 일을 도전하면서 배우려고 노력해 보세요. 배움에 대한 자세도 중요하지만 도전하는 자세도 그만큼 중요하니까요.

사회생활에서는 내가 배우고 싶다 해서 나의 능력을 키워 주기 위해 다른 누군가가 의무적으로 붙어서 알려 주지 않아요. 각자의 생활이 있고 각자가 해야 하는 업무가 다를 수 있으며 각자가 원하는 배움이 다를 수 있으니까요. 이때 눈치만 보면서 남이 알려 주기만 기다린다면 배울 수 있는 기회가 쉽게 사라질지도 몰라요. 배우려는 의지가 있어도 배우려는 자세가 없다면 다른 사람 눈에는 하지 않으려는 사람으로 비춰질 수 있으니까요. 그러므로 능력을 키우고 싶다면 나만의 방법을 스스로 찾아나서야 합니다.

처음 해 보는 일에서 누군가에게 질문한다는 것은 창피한 것이 아니에요. 내가 모르는 길은 가는 사람에게 물어보고 나보다 나이가 어려도 나보다 아는 것이 많으면 반드시 묻고 배워야 하죠.정말 창피한 것은 내가 모르는 것을 덮고 계속 모르는 채로 남아 있는 것이죠. 자신보다 나은 사람에게 물어보기를 꺼린다면 편협한 틀 안에 자신을 가두는 것과 같아요. 모르는 것은 상대가 누가 되었든 나보다 조금이라도 먼저 배운 사람에게 물어보면 됩니다. 남이 할 줄 아는 것, 남이 시행하는 기법을 한 번쯤 본 것만으로 나의 업무 능력이 저절로 향상되지 않고, 남들이 이룬 치과 술식이나 기법의 발전이 자동적으로 나의 실력을 키워 주지 않습니다. 나에게 실력으로 쌓이는 것은 직접 체험하고 실수하면서 배운 것들이에요. 10년 차든 1년 차든 마찬가지예요. 치과임상 실전에서 처음 해 보는 업무는 누구나 배워야 하는 것들이죠. 배움에는 정해진 시기도 정해진 끝도 없으니까요.

사실 매일 새로운 일을 배우고 도전한다는 것은 그 자체로 쉽지 않아요. 손도 따르지 않고 반복적으로 실수하는 과정을 계속 겪어야 하니까요. 그 과정에서 나의 능력과 실력 부족을 마주하며 주저앉거나 좌절하는 시기가

올 수도 있죠. 그러나 어려움에 부딪쳤다는 것은 그만큼 내가 새로운 도전을 계속하고 있다는 뜻이기도 해요. 새로 도전하기 위한 새로운 배움은 늘 어려운 법이니까요. 그러니 조급하게 생각하지 말고 시도하고 받아들여 보세요. 새로운 일은 빠르게 받아들이고 많이 경험하는 것이 중요하니까요.

신입 치과위생사는 특히 많이 배우고 많이 경험할 수 있는 시기입니다. 배우려는 자세만 충분하다면 쉽게 도움을 받을 수 있는 시기죠. 그러니 익숙하지 않은 일은 무엇이든 시작해 보세요. 경력이 적어도 계속해서 많은 경험을 쌓고 배워 나가면, 어느 순간 남들이 따라 하고픈 능력자가 되어 있을 테니까요.

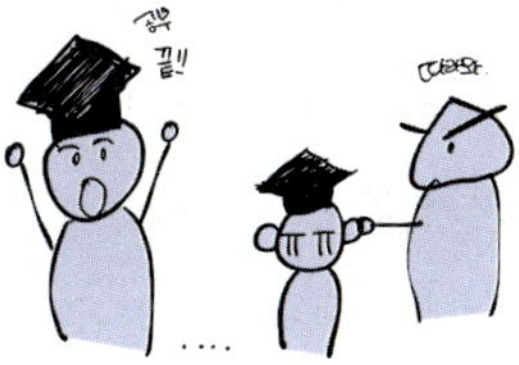

신입 치과위생사에게 건네는 끝나지 않은 이야기

신입 치과위생사들은 처음 치과에 취업하면 한동안 '나는 왜 이렇게 아무것도 못 하지?'라는 생각을 자주 하게 될 거예요. 치과임상에서 내가 마음먹은 만큼 성과를 제대로 내지 못할 때가 많을 테니까요. 처음부터 성과가 제대로 나지 않는 이유는 이미 제가 본문에서 충분히 말씀드렸지만, 그래도 실전에서 주변 사람들의 눈치가 보이는 것은 어쩔 수 없을 거예요. 이 사람 저 사람의 한마디 한마디를 듣다 보면 나도 모르는 실수를 한 것은 아닌지 자꾸만 곱씹어 보게 되니까요.

그런데 여러분! 우리가 눈치를 보고 있는 치과 선배나 원장님들은 신입 치과위생사가 치과에서 어떤 일을 해주길 바라서 이런저런 이야기를 하는 것인지 생각해 보신 적이 있나요?

과연 우리 원장님은 신입 치과위생사가 우리 치과에 오는 모든 환자들을 만족시키는, 전혀 아프지 않은 스케일링을 하길 원할까요? 아니면 환자에게 상냥하게 다가가 첫날부터 비용 상담을 줄줄이 해내는 신입 치과위생사를 원할까요? 또는 엑스레이를 정확히 판독하고, 원장님이 오기 전부터 환자와 많은 이야기를 하는 신입을 원할까요?

물론 이런 일들을 처음부터 척척 해내는 신입이라면 더할 나위 없이 좋겠지만, 위와 같은 업무는 치과 경력이 몇 년 이상 쌓인 사람들에게 요구되는 부분입니다. 신입 치과위생사가 이런 일들을 단박에 할 수 없다는 사실은 치과에서도 이미 알고 있죠. 치과임상 선배들은 학교에서 배운 것만으로 바로 치과에서 활약할 수 없다는 사실을 더 잘 알고 있고요.

그래서 치과에서는 신입 치과위생사에게 사회 초년생으로서의 미숙함을 충분히 감안해 치과에 익숙해지는 기간을 마련해 줍니다. 그리고 그 기간 동안 앞으로 함께 업무를 맞춰 가기 위해 더 많은 이야기들을 해주고, 모르는 부분들을 알려 주고, 손발을 맞추기 위한 업무를 단계별로 가르쳐 주는 것이죠. 치과에서는 신입 치과위생사의 기본 능력보다 그 사람의 가능성을 보고 함께하길 원합니다.

단언컨대 치과에서 처음부터 10년 차 같은 업무 능력을 요구하지 않아요. 1년 차가 10년 차와 같은 업무를 못 한다고 눈치를 주지 않는다는 것이죠. 그러니 미리 겁먹거나 도망칠 필요는 없어요. 또한 다른 경력자들과 비교하면서 스스로의 무능함을 판단하거나 무능력한 사람이라고 결정짓고 치과 업무에서 먼저 뒷걸음질하지 않아도 됩니다.

빨리 모든 일을 잘해내려는 초조함보다 하나씩 실수를 고치려고 노력하고, 제대로 실행하기 위한 방법을 차근차근 배워 나가면 되는 거예요. '나는 왜 못 할까?'라는 중압감에 도망치기보다 끝까지 해낼 수 있는 용기를 가져 보세요. 오히려 하나씩 헤쳐 나가다 보면, '이런 일은 아무것도 아니었구나!' 하는 순간을 마주하게 될 테니까요.

제 2 장

나는 육감적인 치과위생사

여는 글

치과위생사 업무는 자동화가 될 수 있을까

지금까지 처음 임상을 시작하는 마음에 대해 이야기해 보았습니다. 어떤가요? 생각 정리에 도움은 좀 되시나요? 그동안 첫 치과임상에서 몸이 따르지 않아 힘이 들었거나, 스스로 부족한 실력에 마음이 힘들었던 분들은 고단했던 마음을 조금 내려놓으셨으면 좋겠네요. 무슨 일이든 시작이 반이라잖아요. 치과임상을 시작했다는 것 자체만으로 이미 반은 채워진 거예요. 그러니 조금만 긴장을 풀고 다음 단계로 넘어가 볼게요.

자! 이제 시작하는 두 번째 챕터는 치과임상에서 필요한 감각에 대해 하나씩 알아가 보겠습니다.

처음 치과임상을 시작할 때는 상사가 시키는 일에 집중하고 모르는 일은 꼭 물어보고 진행하는 것이 맞습니다. 아직 치과에서 혼자 처리할 수 있는 일이 없는 신입 치과위생사는 지시에 충실히 따르는 편이 좋아요. 시키는 업무만 잘 처리해도 실수는 줄어들고, 어느 정도 업무 성과를 낼 수 있으니까요. 하지만 누군가 시키는 일만 하다 보면 새로운 업무에 적응이 어렵거나 금방 업무 한계에 부딪칠 수 있어요. 치과위생사 업무는 정해진 틀 안에서 100% 해결되는 직업은 아니니까요. 신입이든 경력직이든 환자라는 사람을 대하는 우리 직업군은 언제 어떤 일이 벌어질지 모르죠. 따라서 사람의 말을 잘 듣고 상대의 표정을 보고 읽을 줄 알아야 하며, 상대의 반응에 맞춰 행동할 수 있어야 합니다. 그러나 사회생활이 처음인 신입 치과위생사는 업무만 시작하면 바짝 긴장한 채 모든 감각이 얼어붙죠. 지시에만 집중하다 보니 시키지 않은 것에 대해서는 잘 보이지도 잘 들리지도 않아요. 흡사 자극 없이 지시에 열중하는 로봇처럼 움직이게 됩니다.

챗GPT다 로봇이다 해서 사람이 할 일을 대체할 수 있는 수많은 자동화 시스템이 만들어지고 있는 요즘, 그럼에도 불구하고 우리 업무를 사람이 하는 이유는 분명 로봇이나 자동화 시스템으로 해결할 수 없는 부분이 있기 때문입니다. 기술이 아무리 발전한다 해도 아직까지 로봇은 스스로 느끼고 생각하고 판단해 실행할 수 없잖아요. 오직 시키는 일만 할 뿐이죠. 반면 사람은 눈, 코, 입 등 다양한 감각기관이 있습니다. 일상에서 여러 감각기관을 통해 외부자극을 느끼고 반응하고 행동하죠. 업무도 일상이라 여러 자극을 받아들이고 이에 따른 대응을 할 수 있습니다. 환자의 반응에 적절히 대처하고, 상대가 느끼는 감각을 비슷하게 느낄 수 있기에 공감할 수 있죠. 외부자극에 대한 유연한 대처나 공감을 통한 접근은 우리가 인간이기에 가능한 일입니다. 감각을 활용하고 생각하고 공감한다는 것은 로봇에는 없는 사람만의 큰 장점이에요. 일상이든 업무든 내가 이미 가지고 있는 장점은 충분히 활용하는 것이 좋겠죠!

치과임상이라고 해서 특별한 감각이나 각별한 능력이 필요한 것은 아니에요. 일상생활에 사용하는 익숙한 감각부터 활용하면 되죠. 치과임상에 사용하는 감각과 일상생활 감각은 전혀 다른 영역이 아니에요. 그래도 어려운 이유는 아직 적당한 활용 방법을 모르기 때문이죠. 무엇을 시작하든 배울 때는 나에게 익숙한 것부터 시작하는 것이 좋겠죠! 그래서 이번 장은 평소 아무렇지 않게 사용하는 인간의 감각이 치과 업무에 어떤 도움을 주는지 이야기해 보려고 합니다. 일상에서 사용하는 감각을 임상에서 적절히 사용하면 여러 가지 효과를 얻을 수 있거든요. 그럼 이제 치과 업무 로봇이 아닌 치과위생사가 되어 보자고요.

7.

잘 보여 주는 리트랙션

사람의 감각기관 중 눈은 80% 이상의 일상 정보를 인식하는 데에 사용합니다. 아침에 일어나 시계를 확인하는 일, 출근을 위해 치과로 가는 버스 번호를 확인하는 일, 책의 글자를 보고 지식을 습득하는 일 등 대부분 시각 자극을 통해 외부 정보를 받아들이고 해석하죠.

치과 업무 역시 '보다'로 시작합니다. 치과의사는 눈으로 치아를 보며 진단하고, 환자는 치료받아야 할 부위를 눈으로 확인하죠. 치과위생사는 진단부터 치료까지 모든 과정을 눈으로 체크한 후 진료 준비를 시작합니다. 그리고 치료를 시작하면 치과의사와 치과위생사 모두 치료 부위를 명확히 보고 치료를 진행합니다. 28개의 치아 중 치료가 필요한 부위를 정확히 확인해야 올바른 부위를 진료할 수 있으니까요. 하지만 환자의 입안은 좁고 어둡기 때문에, 환자가 입만 크게 벌린다고 해서 치아가 확실히 보이는 것은 아니에요. 구강 구조상 혀와 협점막, 입술 등 치아주변 구조물이 치료 부위를 가리고 있죠. 따라서 치료 부위를 제대로 보고 안전하게 치료하기 위해서는 술자와 어시스트가 각자의 자리에서 구조물 리트랙션(retraction)부터 정확히 해야 합니다.

먼저 교과서에서 배우는 어시스트 리트랙션은 치료 부위를 가리는 구조물을 젖히고, 위험한 치과 기구들로부터 환자의 입안을 보호하라고 알려줍니다. 그럼 자연스럽게 입속 공간과 시야가 확보되면서 치료를 진행할 수 있으니까요. 하지만 여기서 끝이 아닙니다. 리트랙션을 할 때 환자의 입꼬리는 너무 세게 당기지 않아야 하고, 환자가 통증을 느끼기 쉬운 부위를 기구로 누르는 행위도 피하라고 말하죠. 치료 부위를 보겠다고 환자에게 불편함을 주면 안 되니까요. 이렇게 동시다발적인 이론적 주문은 술자의 진료 과정을 따라가기도 벅찬 신입 치과위생사에게 리트랙션이 어렵다는 생각만 들게 합니다. 실제 임상에서 선배들은 아무렇지 않게 하는 것 같은데 내가 어시스트 자리만 들어가면 술자와 동선이 꼬이기 시작하니까요. 힘겹게 술자와 부딪치는 손을 피하다 보면 의도치 않게 환자가 아파하기도 하고요. 이런 예상치 못한 일에 놀라 허둥지둥 리트랙션을 하다 보면 교과서 방법은커녕 어시스트가 봐야 하는 부분도 제대로 보이지 않는 상황 탓에 애를 먹게 됩니다.

사실 쉽게 석션을 들고 입술만 당기면 되는 것처럼 보이는 교과서 속 리트랙션은 실제 리트랙션에서의 미세한 차이를 구분해 주지는 못합니다. 환자와 마주하는 실제 리트랙션을 순조롭게 진행하기 위해서는 간단한 몇 가지 조건이 있죠. 일단 치과치료를 시작한다고 하면 치료를 진행하는 술사는 반드시 한 손으로 치료용 기구를 잡아야 합니다. 그럼 술자 혼자 리트랙션을 할 수 있는 손은 남은 한 손뿐이죠. 어시스트 역시 한 손에 반드시 석션을 잡아야 합니다. 물이 계속 나오는 치과치료 특성상 어시스트 손에서 석션은 떼어놓기 어렵죠. 그렇다면 어시스트의 남은 손은 역시 하나예요. 이때 리트랙션을 하기 위해 남은 한 손만 사용할 수 있는 두 사람은 평소 자주 사용하지 않았던 손으로 리트랙션을 진행해야 합니다.

리트랙션은 간단한 동작이라서 보기에는 쉬워 보여도 평소 양손을 사용하지 않는 사람들에게는 '양손 사용법'부터 어색합니다. 어색한 손으로 리트랙션 기구를 사용하면 아무리 간단한 혀 누르기라 해도 힘을 제대로 사용할 수 없어요. 리트랙션의 기본은 근육 덩어리인 혀를 제대로 잡아주는 것부터 시작하는데, 힘없이 환자의 혀에 밀려 나풀거리는 미러로는 제대로 된 리트랙션을 시작조차 할 수 없는 것이죠. 이는 반드시 리트랙션이 아니더라도 치과임상을 시작했다면 스케일링을 할 때, 본을 뜰 때, 재료를 섞을 때 등 양손을 사용해야 하는 빈도가 올라가요. 따라서 임상에 적응하기 위해 오른손잡이는 왼손으로, 왼손잡이는 오른손으로 기구를 자유롭게 사용하고 익숙해질 수 있도록 먼저 연습을 해야 하죠.

사용하기 어색했던 손이 어느 정도 풀리면 다음은 술자와 합을 맞추는 일을 해야 합니다. 시야 확보를 위한 리트랙션은 이미 한 사람이 확보한 시야 부위를 더 당겨봤자 아무런 의미가 없어요. 예를 들어, 전체 시야 확보를 100이라고 한다면 술자가 60만큼 리트랙션을 할 때 어시스트는 남은 40을 당기고, 어시스트가 80을 당기면 술자는 남은 20만을 리트랙션하면 됩니다. 의료진이 서로 부족한 부분을 채우면서 필요한 양의 값을 더해 100을 만드는 것이 필요하죠. 만약 둘 다 30을 당기면 합이 모자란 만큼 리트랙션 부위가 안 보이게 될 것이고, 둘 다 80을 당기면 힘이 넘친다는 뜻으로 환자에게 괴로운 리트랙션이 되는 것이죠. 따라서 서로가 가려진 부위를 파악한 후 밸런스를 맞춰 부족한 부분의 길을 열어 주는 것이 중요하죠. 이때 보통은 술자가 먼저 자리를 잡기 때문에 어시스트는 술자의 리트랙션 위치와 양을 본 후에 합을 맞추면 됩니다.

다음은 리트랙션 시 어시스트가 스스로 움직이는 타이밍과 행동 반경을 알아 두는 일입니다. 어시스트는 리트랙션 기구를 어떤 타이밍에, 어느 위치로 삽입해야 할지를 모르면 술자와 부딪칠 확률이 높고, 자신의 손이 움직이는 반경을 알지 못하면 술자가 다루는 위험한 기구를 건드리게 될 확률이 높아요. 입속은 협소한 공간으로서 핸드피스가 조금만 옆으로 빗겨 나가도 주변 치아가 손상될 수 있죠. 최악의 경우에는 환자가 크게 다치는 일이 발생할 수도 있어요. 따라서 어시스트는 자신의 손이 움직이는 방향과 다른 기구를 치지 않는 타이밍을 정확히 아는 것이 중요합니다.

이 밖에 리트랙션을 잘하기 위해서는 환자의 혀에 힘이 들어가지 않도록 긴장을 풀어 준다든지, 당기는 힘을 최소화하여 반대로 환자가 힘을 주는 것을 방지하는 방법도 있습니다. 리트랙션을 할 때 술자의 시야를 가리지 않는 것도 중요하고요.

신입 시절의 첫 리트랙션이 어려운 이유는 아마 시행해야 할 많은 단계를 합쳐 한 번에 처리하라는 설명을 들었기 때문일 거예요. 말로는 쉬워 보이고, 단지 리트랙션이라는 행위는 하나의 동작일 뿐이니까요. 하지만 리트랙션 하나를 잘하기 위한 방법은 이처럼 여러 과정으로 쪼개어 알아볼 수 있어요. 과정을 나누어 보면 여러 단계를 거쳐야 제대로 된 하나의 '리트랙션'이라는 기법을 시행할 수 있다는 것을 알 수 있죠. 마치 한 곡의 노래에 맞춰 춤을 추기 위해서는 파트별로 동작을 쪼개어 배워야 하는 것처럼 말이죠. 하나의 노래에 맞추어 추는 하나의 춤이라고 해서 처음부터 끝까지 한 번에 완성된 춤을 출 수는 없잖아요?

리트랙션뿐만 아니라 다른 치과 업무도 마찬가지입니다. 쉬워 보여도 막상 해 보면 어딘지 모르게 자꾸만 일이 꼬일 때 몇 가지 일이 겹쳐 있는 것은 아닌지 생각해 보세요. 마구 섞인 단계를 살피지 않고 막무가내로 서두르면 오히려 일의 목적을 잃어버리고 모든 일을 놓치게 되니까요. 마구 엉켜 풀리지 않을 것처럼 꼬인 실은 하나씩 풀어 나가면 가지런히 정리됩니다. 치과임상도 마찬가지예요. 여러 일을 다 해야 할 것만 같은 조급함에 서두르기보다 최종 단계에 이르기까지 어떤 과정들이 있는지 하나씩 알아보고, 하나씩 연습해 보는 것이죠. 그리고 필요한 과정을 하나씩 순서대로 처리하면 되는 거예요. 하나하나 문제를 해결하다 보면 어느새 여러 업무에도 조급해 하지 않는 전문가다운 나를 발견할 수 있을 테니까요.

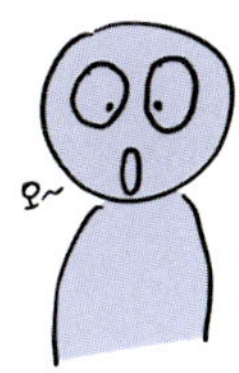

8.

알고 있는 손 사용법

치과위생사는 진료실 어시스트만 전담하는 사람이 아닙니다. 어시스트 일이 어느 정도 익숙해지면 술자로서 해야 하는 업무도 하나씩 수행해야 하죠. 술자로서의 치과위생사 업무는 다양합니다. 스케일링을 진행하고 보철물 접착제나 임시 충전재를 제거하는 등 환자의 치료에 직접적으로 참여하죠. 치과위생사의 술자 업무는 직접 사람을 대상으로 하기에 더욱 꼼꼼하고 세심하게 처리해야 합니다. 앞서 말한 것처럼 치료 부위를 빠뜨리지 않도록 자세히 보고 진행하는 것이 중요하죠.

하지만 치아 구조상 100% 눈으로 확인하면서 진행할 수 없는 부위가 있습니다. 바로 치은 연하 부위예요. 건강한 사람의 치아와 잇몸 사이에는 3mm 정도의 치은 열구 공간이 존재합니다. 치은염이나 치주염으로 인해 잇몸이 나빠진 경우에는 더욱 깊은 치주낭이 생기기도 하죠. 주머니처럼 열린 잇몸 하방의 공간은 직접 보이지 않기 때문에 보는 것만으로 완전한 술식을 진행할 수 없습니다.

제가 임상에서 처음으로 해본 치과위생사의 술자 업무는 크라운 접착 후 잉여 접착제를 제거하는 일이었습니다. 술자로서의 첫 업무이니만큼 열심히 크라운에서 접착제를 떼어 내는 데에 집중했죠. 눈에 보이는 접착제를 제거하고, 혹시 몰라 치실로 치아 사이사이의 이물질도 제거했어요. 그야말로 오랜 시간 최선을 다해 최대한 깔끔하게 접착제를 제거했죠.

그런데 원장님이 제거 부위를 확인하는 순간, 익스플로러에 커다랗게 굳은 접착제가 붙어 나왔습니다. 원장님은 커다란 잉여 접착제를 들고는 저를 빤히 쳐다보았죠. 접착제는 약간의 흐름성이 있고, 크라운을 누를 때 외부 압력으로 인해 치주낭으로 쉽게 들어갈 수 있습니다. 그리고 일정 시간이 지나면 단단히 굳어버리죠. 여러분도 알다시피 잇몸 속에 있는 단단한 이물질은 잇몸에 염증 반응을 유발합니다. 원장님이 치료 부위를 한 번 더 확인했기에 망정이지, 단순히 보이는 곳이 깨끗했다고 해서 치료를 종료했다면……. 그 후는 상상조차 하고 싶지 않네요.

사실 치과위생사로서 임상을 시작하기 전에 우리는 여러 감각 활용법을 배웁니다. 특히 촉각을 활용하는 방법은 지긋지긋하게 배웠죠. '상악 좌측 구치부 협면 치석 탐지 후 치은 연하 치석 제거.' 이 구절은 국가고시 실기시험 출제 항목입니다. 치석 탐지 방법은 손에 힘을 빼고 익스플로러를 사용해 치아 면을 느끼도록 해요. 치은 연하라는 보이지 않는 부위를 촉각으로 확인하고 제거하기 위한 훈련을 하는 것이죠.

훈련은 실전에 사용하기 위한 시뮬레이션입니다. 하지만 여러 해를 거듭하며 촉각 사용법을 단련했음에도 불구하고 실전에서 신입 치과위생사는 손의 감각을 사용하는 방법을 바로 떠올리지 못해요. 학생 시절에는 치은 연하 치석제거라는 목표로 촉각 활용법을 알려 주지만, 실전에서는 이번 업무가 촉각에 집중해야 하는 업무라고 목표를 설정해 주지는 않으니까요. 결국 나만의 방법이 없는 신입 치과위생사는 최대한 지시한 사람의 단어에만 집중하게 됩니다. "보철물 접착제 제거"라는 말에 보이는 접착제는 떼어 내지만, "치은 연하까지 익스플로러로 확인하라!"는 지시는 받지 못했기 때문에 하지 않는 경우가 많이 발생하게 되죠. 함께 일하는 사람이 목표 설정을 해 주거나 자세한 방법을 일일이 알려 주면 좋겠지만, 이런 업무는 보통 부가적인 지시를 생략하기 일쑤입니다. 지시한 사람의 입장에서는 상대가 치과위생사로서 당연히 배운 내용이고 이미 알고 있을 만한 내용이기에 알아서 할 수 있을 것이라고 생각하니까요.

우리가 치위생과에서 치과의 기구 명칭과 기구를 다루는 방법을 배우는 이유는 단 한 번의 면허 취득을 위한 단순 교육과정이 아닙니다. 치과위생사로서 치과임상에 잘 적응하는 방법을 배우는 것이죠. 치과임상은 배운 내용을 적재적소에 실제로 접목하는 거예요. 하지만 신입 치과위생사는 자신의 실력을 온전히 믿을 수 없기에 이미 배운 이론과 실습 내용임에도 불구하고 업무 수행에 적용하려 하지 않습니다. 그래야 실수를 덜 하는 것 같고 업무를 제대로 처리한다고 생각하기 때문이죠. 하지만 지시받은 일과 틀 안에 갇힌 생각으로 업무 처리를 하다 보면 이미 배워 다양하게 할 수 있었던 능력도 사라지게 됩니다. 배운 스킬을 실전에서 사용하지 않는다면 아무것도 배우지 않은 사람이 막무가내로 업무를 수행하는 것과 크게 다르지 않아요. 정확히 배웠다면 배운 내용을 활용하는 것이 중요하죠.

학생 시절에 배운 촉감 활용법은 임상에서 유용하게 응용할 수도 있습니다. 제가 만난 원장님 중 크라운 과교합 부위를 찾을 때 교합지와 더불어 손을 이용하는 분이 계셨어요. 크라운을 씌운 치아가 대합치와 맞물릴 때 오는 진동을 촉감으로 느끼고 삭제량을 조절하셨죠. 또 치과위생사 중에는 기성 트레이로 임프레션을 진행할 때 트레이 맨 뒤쪽에 손을 넣어 치아 끝부분이 트레이 안에 잘 들어갔는지 확인하는 분도 계셨습니다. 입안은 어둡기 때문에 최후방 구치 뒤쪽을 눈으로 보기 어렵죠. 따라서 미러로 간단하게 확인한 후 손의 감각으로 트레이 위치를 확인한 것입니다.

파노라마나 교익 방사선 촬영을 통해 충치가 의심되는 치아 사이는 직접 보이지 않으므로 치실을 사용해 충치 여부를 파악하고 최종 진단을 내리기도 해요. 치아는 한 번 손상되면 재생되지 않으니까 신중한 진단을 위해 여러 차례 확인하고 여러 감각을 사용하는 것이죠.

사람은 한번 눈에 보이지 않는 부분은 계속 봐도 그 차이를 명확히 구분하기 어려워요. 같은 방법으로 같은 위치를 명확히 확인하는 데 한계가 있죠. 한계에 부딪쳐 제대로 확인하지 않은 부위는 언젠가 실수로 이어질 수 있습니다. 그러니 처음부터 정확히 업무를 수행하기 어렵다면 다양한 방법으로 문제에 접근해 보세요. 특히 업무가 숙달되지 않은 기간에는 내가 충분히 작업을 끝낸 것 같아도 여러 방향에서 확인하는 과정을 더하는 것이 중요합니다. 확인에 확인을 더하면 환자를 대상으로 하는 진료를 조금 더 완벽히 해낼 수 있을 테니까요.

치과임상은 일단 눈으로 확인하는 것이 중요하지만, 보려고 해도 보이지 않을 때는 우리가 가지고 있는 다른 여러 감각을 꼭 활용해 보세요. 분명 눈에 보이지 않던 다른 부분이 느껴지게 될 거예요. 그리고 여러분은 이미 그 능력을 충분히 배우고 졸업했고요. 자신이 배우고 연습한 방법들을 믿고 활용해 보세요. 같은 실수를 반복하지 않기 위한 방법은 머릿속 어딘가에 남아 있을 테니까요.

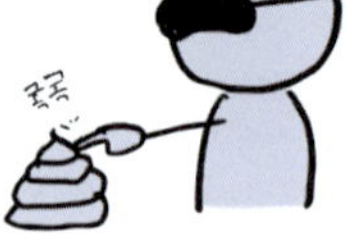

9.

열려라, 귀!

치과에 놓인 체어가 아무리 많아도 같은 시간대 치료를 진행할 수 있는 환자는 한정적입니다. 각 치과에는 치료 업무를 수행하는 치과의사나 치과위생사 수가 정해져 있기 때문이죠. 그렇다고 치과에서 24시간 무한정으로 환자를 볼 수는 없어요. 치과의 개원 시간 안에 내원하는 환자를 대상으로 치료를 진행하고 마무리하죠. 규정된 시간에 한정적인 인원으로 하루 업무를 마치기 위해 치과에서는 환자 예약제를 실시하고, 의료진은 술식마다 암묵적으로 정해진 시간 안에 진료를 마칩니다.

하지만 사람을 대상으로 하는 치과 일은 완벽히 계획대로 해결되지 않아요. 예약한 환자가 제시간에 오지 않거나, 예약하지 않은 응급 환자가 내원할 수도 있죠. 치료 시간이 예상보다 길어지기도 하고, 갑자기 기존 환자의 추가 치료를 진행하는 경우도 있습니다. 이때 술자는 대기실 상황을 계속 확인할 수 없기에 갑자기 길어진 진료 시간이라 해도 환자를 위해 자리를 벗어나지 않고 치료를 마무리하려 하죠.

진료실에서 돌발적으로 진행하는 치료로 술자 시간이 늘어지면 다음 순서의 환자, 해당 시간의 예약 환자, 새로 접수한 환자까지 줄줄이 기다리는 상황이 발생합니다. 생각지도 못한 일로 환자 순환이 막히면 느긋하게 치료를 진행하는 원장님과 달리, 대기 환자의 얼굴은 구겨지기 시작하죠. 한층 불편해진 공기 속에서 술자와 환자 사이에 낀 초보 어시스트는 진료를 따라갈 수밖에 없어요. 진료 중인 술자를 말릴 수도, 대기 중인 환자를 멋대로 부를 수 있는 입장도 아니니까요.

이런 경우에 꽉 막힌 도로에서 교통 상황을 정리하는 경찰처럼 막힌 체어 흐름을 원활하게 돌려놓는 치과위생사들이 있습니다. 이분들은 대기실부터 진료실까지 진료의 막힌 부분을 파악하고, 치료 시간과 환자 순서를 다시 설정하죠. 치료 시간과 순서를 재배열하고 나면 신기하게 같은 의료진, 같은 인원으로 다시 원활한 환자 순환이 이루어집니다.

더 신기한 것은 분명 그 선생님도 환자를 응대하고 있는데, 다른 환자의 진료 상황과 대기실 상황까지 알고 있다는 점이에요. 진료실 공간의 끝에서 원장님과 환자가 하는 대화 내용을 대부분 알고 있거나, 손이 모자란 선생님들에게 달려가 도움을 주기도 하죠. 굳이 대기실에 가지 않아도 술자가 다음에 봐야 할 환자의 순서를 알고 있고, 여러 환자들과 자연스레 대화를 이어 나가기도 해요. 치과의 한쪽 공간에 있는 그 선생님은 어떻게 치과 전체의 상황을 파악하고 상황에 맞게 움직이는 것일까요?

사람은 일상생활에서 여러 가지 감각을 동시에 느끼고 행동합니다. 동시에 여러 가지 감각을 느끼기 때문에 하나의 감각이 기능을 제대로 못 하더라도 다른 감각을 통해 정보 보충이 가능하죠. 버스 정류장에서 차도를 유심히 보고 있지 않아도 소리를 통해 버스가 온다는 것을 알 수 있잖아요.

상황을 파악하는 데는 반드시 눈이 아니어도 귀만으로도 확인이 가능하죠.

치과 전체 체어 순환을 잘하는 치과위생사들은 일상에서 활용하는 다양한 감각기관을 임상에서도 사용합니다. 현재 자신이 하는 일은 눈으로 보고, 보이지 않는 전체 흐름은 귀로 듣고 판단하는 것이죠. 치과임상에서는 잘 듣기만 해도 파악할 수 있는 상황이 있고, 잘 듣기만 해도 처리되는 일들이 존재합니다. 그래서 상황을 듣는 귀를 의도적으로 열어 두는 것이 중요하죠.

사실 치과진료실 내에서는 핸드피스나 스케일러처럼 소리가 나는 기구를 많이 사용하기 때문에, 바로 옆에 있지 않으면 환자가 이야기하는 소리를 자세히 알아듣기 어렵습니다. 그렇지만 환자가 사용하는 단어를 정확하고 자세히는 몰라도 환자의 목소리 톤만으로 기분이나 상태를 파악할 수는 있어요. 오랜 시간 기다렸던 환자가 불만 섞인 목소리로 누군가와 대화를 한다면 목소리를 통해 그 상황을 미루어 짐작할 수 있으니까요. 신입 치과위생사의 경우에는 불만 환자를 응대하는 기술이 부족할 수 있으므로 소리로 상황만 파악해도 많은 도움이 될 수 있어요. 어수선한 상황을 알면 환자의 차트를 미리 보고, 불만 내용을 숙지한 후에 대화를 시도해볼 수 있으니까요. 치과 내에서 특별히 조심히 다가가야 하는 환자와 직접 마주하기 전에 한 걸음 떨어져서 내용을 듣고 파악한 뒤 행동하면, 끼어야 하는 상황과 빠져야 하는 상황을 미리 알 수 있죠. 환자의 불만족 정도가 심할 경우, 미리 원장님이나 대처에 능숙한 선배에게 상황을 알리고 도움을 요청할 수도 있잖아요. 이처럼 환자의 목소리로 기분이나 상태를 미리 알기만 해도 대처가 한결 수월해지는 것이죠.

귀로 치과 상황을 파악함에 따른 또 다른 이점은 환자와의 대화능력이 빠르게 향상될 수 있다는 것입니다. 신입 치과위생사는 치과에 처음 입사하면 치과에 맞는 주의사항이나 환자에게 설명할 내용을 외워야 하는 상황이 발생합니다. 한 치과 내에서는 그 구성원들이 환자에게 비슷한 설명을 해주는 것이 좋아요. 한 환자와 대화하는 치과위생사마다 다른 주의사항이나 다른 치료 과정을 이야기한다면 설명을 따라야 하는 환자의 입장에서는 누구의 말을 듣고 따라야 할지 혼란스러워지니까요. 그래서 치과에서는 신입 치과위생사에게 주의사항과 치료 진행 상황을 반복적으로 외워서라도 선배들과 비슷한 말하기를 하도록 하죠. 이런 경우에 신입 치과위생사는 혼자 주의사항을 외워서 말을 할 수도 있지만 다른 선생님들이나 원장님들이 어떤 말을 하는지, 어떤 상황에서 변형된 말하기를 하는지 계속해서 듣고 새길 수 있어요. 단지 종이로 적어 외우는 것보다 다른 사람은 상황에 맞춰 어떤 톤으로 말하는지를 계속 들으면 자연스러운 환경까지 함께 익숙해지니까요. 구석에서 주의사항을 달달 외우는 것보다 효과적으로 광범위하게 대화법을 익혀 나갈 수 있죠.

물론 손 사용법도 어려운 신입 치과위생사가 갑자기 치과 전체에서 돌아가는 이야기를 모두 듣기에는 힘들 거예요. 보통은 듣고 싶어도 들리지 않죠. 맡은 일에 집중하기도 버거운 시기니까요. 그래도 평소와 달리 긴장된 사회 업무에 사용하는 복합적인 감각은 약간의 연습과 노력이 필요합니다. 어느 날 갑자기 모든 상황이 잘 들리지는 않으니까요.

하지만 그렇다고 해서 전체 상황을 파악하기 위해 스트레스 받으며 9시간 내내 신경을 곤두세울 필요는 없어요. 이는 말 그대로 차츰 연습과 노력을 기울이는 것이기에 한 번에 많은 것을 듣기보다 조금씩 할 수 있는 것부터 시작하는 것이 좋죠. 전체를 듣는 연습보다 부분적으로 시작해서 점점 확장해 나가는 거예요. 일단 특수한 상황부터 조금씩 연습해볼 수 있겠죠. 대화가 길어지는 환자나 큰소리 내는 환자의 목소리는 특히 잘 들리잖아요. 이처럼 애써 들으려고 하지 않아도 들리는 것부터 조금씩 귀를 열어 두는 연습으로 시작하면 돼요. 평소 생활에 대입해보면 이런 경우죠. 카페에서 연인이 크게 싸우는 소리가 들리면 자연스레 이야기를 듣게 되고, 결국 어떤 이유로 싸우는지 대충 짐작할 수 있잖아요. 일상생활에서 다른 사람의 말을 듣는 것처럼 업무에서도 조금만 귀를 기울여 상황을 들어보는 것이죠. 그렇게 치과에서도 조금씩 귀를 열고 들어보려고 하면, 언젠가는 들리지도 않던 체어 넘어 환자의 대화소리도 들을 수 있게 될 거예요. 업무와 일상은 완벽히 다른 영역의 감각을 사용하는 것은 아니니까요.

사람의 귀가 두 개인 이유에 대해 어떤 과학자는 소리가 난 방향을 알기 위해서라 하고, 어떤 철학자는 남의 말을 잘 듣기 위함이라고 말합니다. 치과위생사는 두 개의 귀를 통해 치과 전체의 흐름을 파악해 보면 어떨까요? 효율적인 업무 처리를 위해 여러 감각을 열어 두는 것이죠.

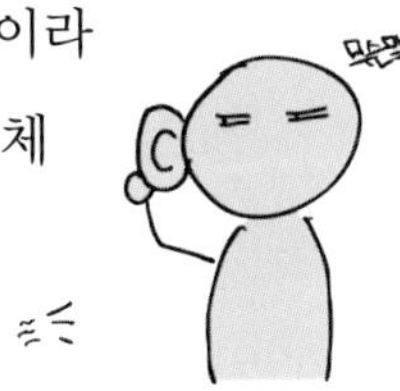

10.

좋은 맛, 나쁜 맛, 이상한 맛

치과에 근무하는 치과위생사에게 매일 보고 만지며 사용하는 치과재료는 친숙한 작업 도구입니다. 그러나 어쩌다 한 번 치과를 방문하는 환자에게 치과재료는 친해질 수 없는 것들이죠. 게다가 치과 기구는 환자를 아프게 하거나 괴롭히는 고문 도구일 뿐입니다. 치료를 위해 환자의 입안에서 사용해야 하는 치과 기구는 대부분 뾰족하고 날카로워 보기만 해도 환자를 위축시키니까요.

사람들이 방문하는 병원에는 여러 과가 있지만 특히 치과는 다른 의료기관의 치료보다 불리한 부분이 많은 것 같아요. 환자가 예민한 입안 통증을 참아야 하고, 두려움도 이겨내야 하며, 치료 중 입속에서 벌어지는 상황도 견뎌 내야 하니까요.

제가 1년 차 때 다니던 치과 근처에는 큰 외국어학원이 있었어요. 한국어를 전혀 하지 못하는 강사들이 치과치료를 위해 가끔 저희 병원으로 내원했죠. 그날은 캐나다 사람이 진료를 받기 위해 저희 병원을 방문했습니다. 원장님의 짧지만 강력한 영어 실력으로 접수부터 진단, 치료 부위 설명과 치료 결정까지 순조롭게 진행했죠. 그리고 충치 치료를 위해 마취를 진행했어요.

마취는 치과치료 통증의 주요인이기에 소통이 어려운 외국인 환자지만 최선을 다해 다른 환자들과 마찬가지로 아프다는 것을 예고했죠. 도포마취제를 발라 주고 통증을 덜 느끼도록 따뜻한 앰플도 준비했어요. 주사침이 들어가는 타이밍도 알려 주고, 최대한 천천히 마취를 시작했죠. 이런저런 말을 해 주어서인지 외국인 환자는 두 손을 꼭 쥐고 주사 통증을 잘 참아 냈습니다.

그런데 리도카인 앰플이 절반쯤 줄어들었을 때 환자가 갑자기 자리를 박차고 일어났어요. 입을 막고 당황하던 환자는 타구를 찾아 침을 뱉기 시작했죠. 이어 물로 여러 번 입을 헹구고는 고래고래 소리를 지르며 그대로 밖으로 뛰쳐나갔어요. 깜짝 놀란 실장님이 무슨 일이냐며 진료실로 들어왔지만, 이미 환자는 치과에서 나간 후였습니다. 너무 순식간에 벌어진 일이라 원장님도 저도 실장님도 멍하니 출구만 바라보고 있었죠.

외국인 환자가 화를 낸 이유에 대해서는 연차가 조금 더 쌓이고 나서 알게 됐어요. 치과에서 마취에 대한 환자들의 불만은 통증에서만 오는 줄 알았는데, 무통마취를 시행했는데도 환자들의 불만을 가끔씩 들었거든요. 원인은 마취를 시작하고 주삿바늘 밖으로 새어 나오는 마취제 때문이었어요. 마취를 진행할 때 주삿바늘 주변을 자세히 보면 사방으로 리도카인이 튀는 것을 볼 수 있습니다. 마취 주삿바늘에 대한 통증은 환자도 저희도 대비하고 알려 주지만, 마취 중 주변으로 튄 마취제는 그대로 환자의 입안에 떨어지죠.

학창 시절에 저는 사람이 맛을 느끼는 기관은 혀이며, 혀는 부위마다 느끼는 맛이 다르다고 배웠어요. 혀에 색깔별로 칠한 맛 지도 그림을 보며, 특정 부위에서 특정한 맛을 느낀다고 배웠죠. 하지만 사실은 그렇지 않아요. 맛을 느끼는 미뢰는 혀뿐 아니라 입안 전체에 분포하고 있어 입속, 입천장 어디든 재료가 닿으면 맛을 느낄 수 있습니다. 따라서 혀뿐 아니라 입안 전체에 튄, 예상치 못한 불쾌한 리도카인의 쓴맛은 환자의 의지와 전혀 상관없이 갑자기 느껴지게 되는 것이죠. 평소 치과에서 많이 사용하는 다른 재료도 마찬가지예요. 입안이 오그라드는 것 같은 *떫은맛의 알보칠과, 입안이 얼얼해지는 쓰고 *매운맛의 헥사메딘, 시큼 떨떠름한 맛의 에칭까지, 환자들은 화학약품 같은 맛에 놀라 실수로 삼키면 잘못되는 것은 아닌지 충분히 걱정할 만하죠.

*떫은맛은 미각이 아니라 피부감각의 일종인 압각에 속하고, *매운맛은 통각이라고 하죠. 일상생활에서 떫은맛과 매운맛을 피부감각이라고 따로 표현하지 않으니 맛이라 표현하였습니다.

치과에 출근은 하지만 직접 재료를 맛볼 일 없는 우리는 치과재료가 어떤 느낌으로 입안에 떨어지는지 잘 모를 수 있어요. 그래서 환자의 불편함이 어느 정도인지 모를 수 있죠. 그렇다면 지금 당장이라도 위에 나열한 재료를 직접 입안에 떨어뜨려 보세요. 치과치료 중 캑캑거리는 환자가 왜 그러는지 바로 알 수 있을 거예요. 치과치료 중 사용되는 재료는 보통 좋은 맛이 없어요. 대부분 이상하거나 나쁜 맛이죠. 우리는 평소 입안에 이상한 맛이 느껴지면 순간적으로 뱉어 낼 수 있습니다. 그러나 환자는 치료가 끝날 때까지 마음대로 움직이지 못해요. 의료진이 입속에 떨어진 재료를 제거할 때까지 입을 벌리고 그대로 머금고 있어야 하죠. 입안은 어떤 재료든 머금고 있기만 해도 맛이 느껴집니다. 심지어 치료 중 잇몸 밖으로 나오는 찝찝한 피나 고름 맛도 고스란히 전달되죠.

사실 치과치료 과정에서 어쩔 수 없이 벌어지는 일을 우리가 전부 막을 수는 없습니다. 우리는 치료를 위해 해당 재료를 당연히 사용하고 해당 술식을 진행해야만 하니까요. 더군다나 갑자기 주변으로 흐르는 마취제나 피고름까지 완벽히 제어할 수는 없잖아요. 그렇다고 환자가 재료 때문에 불편해 하거나 놀라는 일을 당연히 여겨서도 안 됩니다. 아픔을 치료하기 위해 병원에 왔는데, 오히려 이상한 약품을 삼켜 몸이 이상해진다면 환자에게는 얼마나 황당한 일이겠어요. 따라서 예민한 입안에서 이루어지는 치과치료는 통증 이외의 부분까지 신경 써주는 것이 좋습니다. 그중 환자의 불편감을 감소시키기 위해 치과위생사가 바로 할 수 있는 일은 치과치료 중 환자가 느낄 불편함에 관한 치료 전 알림, 즉 사전고지를 하는 것이죠.

마음대로 움직이지 못하는 치과에서 나는 불편한 상황인데, 주변 사람들이 아무런 말없이 쳐다보기만 한다면 나는 어떤 느낌이 들게 될까요? 아마 불편한 시간이 길어질수록 불만이 쌓여 갈 거예요. 치과진료는 같은 말이라도 환자에게 치료 전에 미리 말하면 설명이지만, 치료 중이나 치료 후 사고가 벌어진 다음에 이야기하면 변명에 지나지 않습니다. 마취 앰플이 입안에 들어가기 전에 환자에게 "삼켜도 되지만, 쓰니까 삼키지 마세요."라고 말하는 것과, 마취 앰플 맛이 입안 가득 퍼져 놀란 환자가 "지금 약을 삼켰는데, 괜찮나요?"라고 물었을 때 "삼켜도 됩니다."라고 말하는 상황은 다르니까요.

진행될 치료를 사전에 설명해 주는 치과는 환자의 긴장감을 완화시켜 줍니다. 환자가 상황에 대해 미리 대비할 수 있기 때문이죠. 사전고지는 앞으로의 일을 예측할 수 없는 환자의 불안한 마음에 안정감이 들도록 배려하는 거예요. 치과 측에서는 이미 많은 환자들에게 사용하기 때문에 모든 환자들이 치과치료에 대해 대부분 알 것이라고 여기지만, 어떤 환자에게 치과치료는 색다른 경험이 될 수도 있어요. 나에게 익숙한 것이라고 해서 다른 사람도 당연히 알고 있을 것이라고 생각하면 안 되는 것이죠.

따라서 입안을 치료하는 치과에서 어쩔 수 없이 환자를 불편하게 만드는 상황이 발생한다면 아무리 사소해 보여도 환자에게 미리 한 번만 말해 주세요. 내가 불편할 만한 행동이 있다면 당연히 환자도 불편합니다. 치과임상가라면 환자가 불편할 상황은 미리 알 수 있기에 미리 대비할 수 있도록 해 주는 것이 좋겠죠. 환자를 위한 행동은 사소한 차이를 알고 미리 전달하는 것과 사소한 배려심에서 나오는 한두 마디 단어에서 출발하니까요.

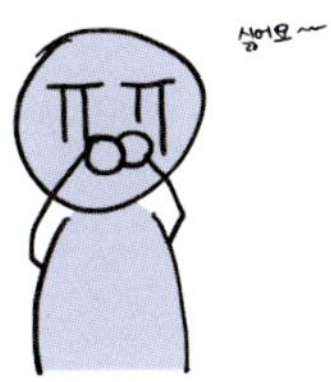

11.

오래도록 남는 기억, 냄새

추운 겨울, 집 앞 식당에 들어가 저녁 식사를 주문했습니다. 얼마 후 사장님께서 정성껏 만든 김밥을 가져다주셨죠. 그런데 김밥 주변에서 이상한 냄새가 났어요. 아까 음식점 뒷문에서 담배를 피우고 들어온 사장님의 담배 냄새였죠. 원래 김밥이라는 음식이 식욕을 당기는 매력적인 냄새가 나지는 않아요. 그래도 밥 냄새 대신 나는 진한 담배 냄새는 '담배 맛 김밥'을 먹는 기분이 들었죠. 사장님이 열심히 준비한 요리였지만, 담배 냄새가 가득 밴 음식을 차마 다 먹지 못했어요. 음식을 반쯤 남기고 나온 그 식당은 아무리 배가 고파도 다시 가지 않는 음식점이 되었습니다.

치과 대기실은 방향제를 시간마다 뿌리고, 향이 진한 커피를 아무리 내려도 특유의 치과재료 냄새가 납니다. 대표적으로 ZOE 냄새와 FC 냄새가 있죠. 요즘은 치과에서 자주 사용하는 재료가 아니지만, 비슷한 계열의 재료가 진료실 어딘가에 있다는 것만으로 치과에서는 비슷한 냄새가 납니다. 아무리 서랍장 깊숙한 곳에 보관해 두어도 그 냄새는 기가 막히게도 치과 대기실을 맴돌죠. 호불호 중 불호에 가까운 치과 냄새는 묘하게 사람을 공포로 몰아넣기도 해요. 제가 어릴 적에 무서움을 참고 받았던 신경치료는 지금까지 ZOE와 FC 냄새를 무서운 치과 냄새로 기억하니까요.

이런 기억은 기분 탓이 아니라 과학적으로도 증명되었습니다. 프랑스의 작가 마르셀 프루스트(Marcel Proust)로 인해 이름 붙여진 '프루스트 현상'은, 특정한 향기에 자극받은 사람이 과거의 기억을 떠올리는 상황을 말합니다. 사람의 감각기관 중 후각은 시각, 청각, 촉각, 미각 등의 감각과 정보 전달 방식부터 저장 방식까지 다르다고 해요. 대뇌로 감각 정보가 바로 전달되는 후각은 다른 감각에 비해 짧은 시간에, 기억과 감정에 관련된 정보까지 한 번에 수집된다고 합니다. 2009년 이스라엘의 예슈런(Yeshurun) 박사가 후각을 통한 기억은 정확성은 떨어지지만 장기 기억으로 남는 경우가 많고, 감정적 느낌 또한 다른 감각에 비해 더 강하게 살아남는다는 것을 밝혀냈죠. 그래서 저는 담배 냄새를 통해 전달된 정보로 '그 음식점에 다시 가지 말아야지.' 하는 불쾌한 감정으로 기억에 저장했던 것 같아요.

치과치료 과정에서 사용하는 재료 중에는 음식에서 나는 담배 냄새보다 참기 힘든 특유의 냄새를 가진 재료가 있습니다. 대표적으로 임시치아 제작을 위한 레진과 폴리설파이드 인상재가 있어요. 고약한 치과 냄새로 환자들의 치과치료를 힘들게 하는 재료죠.

먼저 파우더와 리퀴드를 섞어 사용하는 임시치아 레진은 한 번 사용하고 나면 치과 전체의 환기가 필요할 정도로 지독한 냄새가 납니다. 임시치아 재료를 섞는 순간, 코끝을 찌르는 냄새는 환자에게 불쾌감을 주기에 충분하죠. 임상에서 일하다 보면 "이거 사람한테 써도 되는 거예요?"라는 질문을 자주 듣게 될 거예요. 마스크를 쓰고 일하는 술자에게도 강하게 전해지는 이 냄새는 미처 대비하지 못한 환자에게는 더 즉각적으로 고스란히 느껴지니까요.

다음으로 폴리설파이드 인상재는 틀니 임프레션 시 주로 사용하는 갈색에 지독한 냄새가 나는 재료입니다. 두 개의 연고를 섞어 사용하고, 소량 함유된 황이 중합반응을 촉진하여 재료를 굳히는 방식의 폴리설파이드 인상재는 두 연고를 섞는 순간부터 상한 계란 냄새와 비슷한 냄새가 납니다. 실제 단백질이 분해될 때 발생하는 황 성분에서 나는 냄새가 치과재료에서 나는 것이죠. 상한 계란 냄새를 좋은 향기로 기억하는 사람은 없을 거예요.

그나마 다행인 것은 두 치과재료 모두 그 특성상 사용을 위해 믹스를 한 뒤 경화시간이 지나고 나면 지독한 냄새가 사라진다는 것입니다. 하지만 이 사실을 환자가 미리 알 수는 없죠. 단지 처음 재료를 섞는 순간부터 불쾌한 악취를 맡은 환자의 머릿속에는 재료의 악취에 대한 강한 기억만 남을 뿐이에요. 어쩌면 환자는 재료의 특성을 모르기 때문에 한번 사용하면 계속 입안에 냄새가 남아 있을지 모른다는 불안감을 갖게 될지도 모르죠. 당분간 입안에 접착해서 사용하라는 임시치아가 계속 처음과 같은 냄새를 풍긴다고 생각하면, 치료 마무리는커녕 당장 식사조차 힘들어질 것 같은 불안한 마음이 커질 테니까요.

이처럼 환자에게 불쾌감을 주지만 어쩔 수 없이 꼭 사용해야 하는 재료라면, 그 특성을 알고 직접 다루는 치과위생사는 재료 특성상 냄새가 사라진다는 것을 환자에게 알려 안심시킬 필요가 있어요. 치료 전에 치과재료의 이상한 맛에 대해 환자에게 미리 알려 줄 때와 마찬가지로, 재료의 지독한 냄새도 반드시 사라진다는 것, 그리고 그 냄새가 언제쯤 사라진다는 것에 대한 사전고지를 할 필요가 있는 것이죠.

특정한 냄새가 나는 재료는 그 냄새의 포인트를 찾아 반드시 환자에게 한발 먼저 알려 주는 것이 좋습니다. 무방비 상태에서 나쁜 냄새를 맡게 되면, 그 순간 환자 머릿속에 안 좋은 기억으로 저장될 테니까요. 사람은 좋은 향보다 나쁜 냄새에 더 민감하다고 합니다. 이는 식량이 부족하던 시절부터 생존을 위해 후각 정보로 음식을 기억했기 때문이라고 해요. 몸에 해로운 음식에서 나는 나쁜 냄새로 대상을 기억하고, 기억을 더 빠르게 떠올려 먹지 않도록 자극하는 것이죠.

치과는 환자가 기억하기 싫은 통증과 재료로 뒤섞인 공간입니다. 그 옆에서 우리는 분명 환자에게 한발 더 따뜻하게 다가갈 수 있는 위치에 있는 사람들이죠. 늘 환자의 바로 옆 가까운 곳에 있으니까요. 환자가 불편한 것을 최대한 느끼지 않게 하기 위한 세심한 부분을 잡아내는 노력을 해보세요. 내가 환자라면 어떨지 한 번만 생각해 보면 되죠. 단지 교육을 통한 상냥한 목소리와 눈에 보이는 겉모습이 전부가 아닌, 환자의 진짜 불편함을 잡아내는 능력을 가진 사람이야말로 진심으로 환자를 위하는 능력 있는 치과위생사가 아닐까 하는 생각을 해봅니다.

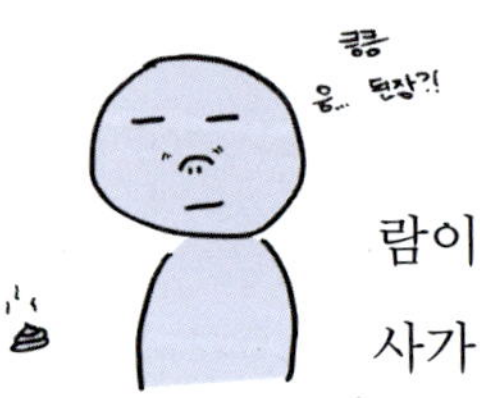

꼭 기억하세요!

처음 보는 재료 느낌 No! 환자 앞에선 전문가답게

사실 제가 15년간 치과에서 일하면서 직접 폴리설파이드 인상재를 사용하는 치과는 딱 두 번 보았습니다. 어쩌면 여러분은 폴리설파이트 인상재를 평생 임상에서 보지 않을 수도 있어요. 그러나 폴리설파이드 인상재를 선호하는 술자가 있다면 언젠가 여러분도 이 재료를 마주하게 될지 모르죠. 다른 인상재에 비해 경화시간이 긴 편이고 미세 부위까지 잘 나오기 때문에 틀니 제작 시 반드시 폴리설파이드 인상재를 사용하는 치과도 있거든요. 환자에게는 최악의 냄새를 뿜어내지만, 정확한 임프레션으로 사용하는 데에 최적의 조건인 재료이기 때문에 사용하는 것이죠.

여기서 중요한 건 자신이 일하고 있는 치과에서 선택한 재료라면, 그 치과에서는 그 재료를 환자에게 사용한다는 점이에요. 술자가 사용하겠다고 하는데, 협조자인 우리가 써본 적 없는 재료라고 해서 못 쓰도록 막을 수는 없는 일이잖아요? 이처럼 내가 사용해 보지 못한 최악의 재료를 어쩔 수 없이 사용해야 한다면 전문가인 우리는 재료의 특성을 필히 알고 있어야 합니다. 전문가인 우리가 처음 사용해 보는 재료라고 해서 환자 앞에서 똑같이 처음 보는 느낌으로 재료를 대하면 안 되니까요. 그러므로 내가 잘 모르는 재료가 치과에 구비되어 있다면 자주 사용하지 않더라도 사용법은 꼭 알아 두세요. 우리가 미리 알고 대비할 수 있어야 환자에게 사전 설명을 할 수 있으니까요.

12.

제6의 감각, 생각

사람들은 어떤 일을 시작할 때 '빨리', '잘'하고 싶어 합니다. 남들보다 뒤처지길 자처하는 사람은 없잖아요. 그러나 알다시피 처음부터 능력자처럼 일을 잘할 수는 없습니다. 신입 치과위생사 역시 치과 업무를 처음부터 잘할 수 없어요. 오히려 쉬운 일을 어렵게 처리하는 능력이 있죠. 버리면 안 되는 물건을 버리거나, 단순 기구 정리에 준비 시간을 모두 사용하거나, 가지러 간 물건과 함께 영영 돌아오지 않는 경우도 있죠. 이는 경험 부족과 더불어 본인이 명확히 해야 하는 업무 범위를 모르거나, 업무 처리 순서에 규칙이 없기 때문이에요.

정확한 업무를 모르는 상태에서 의욕만으로 스스로 판단하고 멋대로 행동하면 의도치 않게 주변에 피해를 주게 됩니다. 작은 임플란트용 핸드 드라이버를 버리는 바람에 적출물 통을 뒤집어 찾게 만드는 소동을 빚기도 하고, 기구 정리 이외의 진료 준비는 모두 다른 선생님이 떠맡게 하는가 하면, 재료를 제대로 찾아오지 못해 다른 선생님이 또 찾으러 가야 하는 등의 수고를 하게 하니까요. 이처럼 몇 번의 실수가 쌓이면 열심히 하고자 하는 신입의 마음과 달리, 치과에서는 신입을 마음대로 행동하는 사람으로 평가합니다.

그리고 제멋대로 생각하고 행동하는 신입에게 '멋대로 판단' 금지령을 내리죠. 이는 일처리를 올바르게 하기 위한 순서와 규칙을 바로잡아 주기 위함입니다. 규칙을 모르는 상태에서는 '올바른 판단'을 할 수 없기 때문이죠. 이때 신입에게는 치과 내에서 비교적 단순한 업무를 지정해 주고 처리 방법까지 상세히 알려 줍니다. 그래야 그나마 빠르게 규칙을 이해하고 순서를 파악할 수 있으니까요.

그렇게 일정기간이 지나면 신입도 맡은 업무가 수월해지고, 조금씩 혼자 일을 할 수 있는 수준에 이릅니다. 황당한 실수를 저질렀던 전과 다르게 기초적인 업무는 빠르게 처리할 수 있게 되죠. 그리고 지시를 받고 행동하는 기술적인 업무 능력도 조금씩 향상시킬 수 있습니다. 코드를 넣어 달라고 하면 코드를 넣고, 스케일링을 진행해 달라고 하면 스케일링을 하고, 접착제를 제거하라고 하면 접착제를 제거할 수 있게 되죠. 가끔씩 실수는 해도 일단 지시받은 업무는 마칠 수 있어요. 생각할 필요 없이 지시대로만 행동해도 혼자 제멋대로 업무를 진행할 때보다 단계별로 성장하며 깔끔하게 일을 마무리할 수 있죠.

이때부터 신입 치과위생사는 점차 향상되는 자신의 업무 능력을 보며 단순 술식이나 기법을 익히는 데에 더욱 전념합니다. 신입은 어떤 업무를 왜 하는지 몰라도 지시받은 업무를 처리하기만 하면 실수를 덜한 느낌을 받으니까요. 그러나 이렇게 한 해 두 해 쌓여가는 시간에서 지시를 받고 기술만 부리는 데 집중하는 습관은 스스로의 성장을 방해할 수 있습니다. 치과위생사는 평생 단순 업무만 지시받는 1년 차가 아니기 때문이죠. 우리 치과위생사는 나이에 크게 상관 없이 경력과 능력에 따라 팀장이 되기도, 실장이 되기도 하는 직업입니다.

달라지는 직급은 직급에 맞는 면모를 갖추어야 하죠. 직급의 변화는 단순히 진료 협조만 하던 업무에서 환자의 성향을 판단하고, 다음 진료를 판단하고, 치과 전체의 큰 흐름을 판단하는 업무로 변화하죠. 환자의 성향에 맞게 기술을 변화시키고 대화의 방향을 설정해야 할 때도 있습니다.

최종 성장의 중요한 조건은 경력과 직책의 무게만큼 생각하고 판단하는 일로 변화하는 것이에요. 그러나 흐르는 시간에서 한곳에 머물러 지시를 기다리는 습관대로 행동하고 생각하지 않는다면, 앞으로 해야 할 수많은 업무를 유연하게 대처할 수 없습니다.

치과치료는 방법이 비슷해도 모든 환자에게 일정하고 만족스러운 느낌을 주는 작업은 아닙니다. 같은 사람이 스케일링을 진행해도 어떤 환자는 시원하다고 말하지만, 어떤 환자는 아프다고 말하기도 하죠. 코드를 넣을 때도 어떤 경우에는 잘 들어가지만, 어떤 경우에는 계속 튕겨 나오기만 할 때도 있어요. 같은 사람이 같은 매뉴얼로 술식을 진행해도 환자마다 다른 피드백이 돌아오죠. 이런 일은 단순 기술적인 문제라기보다 환자에게 맞는 유연한 방법을 찾지 못했기 때문이에요.

제각기 다른 환자를 원만하게 대응하기 위해서는 여러 가지 방식을 탄력적이고 유연하게 받아들이며, 어떤 부분에서 무엇이 다른지 생각해 봐야 합니다. 비슷한 치료를 진행하고, 비슷해 보이는 잇몸에 왜 코드를 넣을 때와 넣지 않을 때가 있는지, 왜 내가 제거한 잉여 접착제는 한 번에 깨끗하게 제거되지 않는지, 왜 내가 뜨는 본은 늘 비슷한 부위가 깨지는지 등 기술적인 차이나 부족함을 '생각'해볼 수 있어요. 똑같은 치료를 받은 두 환자 중 불편함이 있는 환자의 경우에 그 이유가 무엇인지, 원장님이 진행하는 비슷해 보이는 술식은 어떤 경우에 다른 준비가 필요한지, 선배들의 술식은 나의 술식과 무엇이 다른지 등을 비교하고 '생각'해볼 수 있죠.

그러기 위해서는 내가 배운 한 가지 방법에 매몰되거나 하나의 지시에 얽매이지 않는 것이 좋아요. 배우고 습득한 방법을 통해 더 넓고 다양한 방법을 생각해 보는 것이 중요하죠. 치과임상에서 일을 해내야 하는 사람은 결국 나 자신입니다. 의료기사 직업적 법령에 '치과의사의 지시하에'라는 항목이 있다고 해서 치과위생사의 업무 처리 방식이나 업무에 대한 생각마저 평생 지시만 따라야 하는 것은 아니에요. 내가 해내야 하는 일은 내가 업무를 처리하는 방식을 만들고, 내가 제대로 일을 하기 위한 순서도를 만들어 실행할 줄 알아야 하죠. 이때 나만의 방법을 찾기 위해서는 지나온 업무에 내가 어떤 행동을 하고, 어떤 판단을 했는지, 왜 그런 행동을 했는지 등을 짚어 보는 시간이 중요합니다. 오늘 내가 잘한 일들이 있다면, 그것이 정말 내 생각과 판단으로 실행된 것인지 한 번쯤 의문을 가지고 생각해 보는 거예요.

나 자신에게 '왜?'라는 질문을 한 번만 던져도 생각의 단계가 상승하죠.

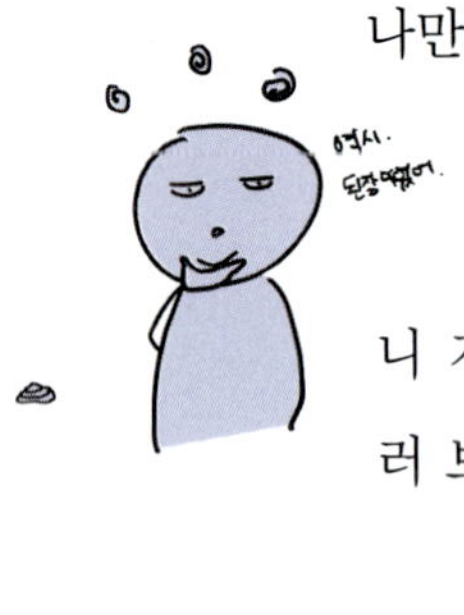

나만의 생각에서 만들어지는 유연한 행동과 확장된 감각은 언젠가 술자와 환자 그리고 훗날의 나 자신까지 만족시키는 업무 수행 능력으로 이어질 거예요. 그러니 지금부터 조금씩 스스로에 대하여 생각하는 습관을 길러 보세요.

환자의 불안 해소를 위한 치료 후 알림

치과치료는 치료 전과 치료 중의 불편감도 있지만, 치료가 끝난 이후에도 불쾌한 느낌들이 남아 있습니다. 마취가 풀리기 전까지의 얼얼한 느낌, 뒤늦게 시작되는 통증, 점차 부어 가는 얼굴, 입안에 남는 찝찝한 맛까지 환자는 치과를 벗어나도 계속되는 여러 가지 불편감에 시달릴 수 있죠. 그래서 치과에서는 치료 이후 발생할 수 있는 평균적인 증상에 대해 환자가 대비할 수 있도록 미리 이야기를 해줍니다. 발치를 진행한 환자에게는 치과의사가 물려준 거즈를 두 시간 동안 꽉 물고 있다가 뱉으라고 말하거나, 레진 치료 이후에는 하루 정도 해당 치아로 식사하는 것을 금지하라고 말하죠. 신경치료를 진행하는 치아로는 씹지 말라고 하고, 크라운 본을 뜬 치아는 임시치아가 빠질 수 있으므로, 해당 부위로 식사를 하지 말 것을 당부합니다.

환자 역시 그동안 아팠던 부위가 낫기 위한 처치로 어느 정도의 불편함을 받아들일 준비는 되어 있어요. 그리고 치과에서 알려준 '치료 후 주의사항'을 지키려고 하죠. 하지만 환자가 주의사항을 들으면서 스스로 예측했던 통증 정도나 예상 치유 속도와 달리, 계속되는 불편함은 환자를 불안하게 만들 수 있습니다. 또는 주의사항에 없었던 것 같은 증상들이 내 몸에서 발현된다면 불안할 수밖에 없어요. 그에 따라 치료 경과를 지켜보는 환자의 마음은 제각각이 될 수 있죠.

발치 후 두 시간이 지나면 거즈를 뱉으라는 지시에 그때쯤이면 출혈이 멎을 것이라고 생각했던 환자는 양치할 때마다 칫솔에 배어 나오는 붉은 혈액에 당황할 수 있어요. 충치가 있다고 해서 레진 치료를 받은 치아가 치료 후에도 씹을 때마다 시큰거린다면 치료가 잘못된 것은 아닌지 걱정할 수 있죠. 분명 오늘은 치아 본만 뜬다고 했는데 마취가 풀리니 잇몸이 찢어질 듯 아프거나, 신경치료라는 치료를 받았음에도 불구하고 치아 통증이 발생한다면 이를 당연히 받아들일 환자가 몇이나 될까요. 아마 하나밖에 없는 '멀쩡했던' 내 치아를 망가뜨린 치과라는 의심이 먼저 들지 않을까요?

전문가인 우리는 치료 과정을 직접 보고, 치료 진행 중 발생할 수 있는 통증이나 치유 과정을 알기 때문에 치료에 따른 치유 시기를 알고 있습니다. 발치 후 하루 만에 완벽히 출혈이 멎는 잇몸은 없으며, 이는 치료 부위를 건드리지만 않으면 자연스럽게 치유될 것이라는 사실을 알고 있죠. 레진 치료 초기에는 사용한 약제로 인해 잠시 치아가 예민해질 수 있지만, 그 시큰함은 서서히 줄어들 것이라는 사실도 알고 있어요. 본을 뜨는 과정에서 코드를 넣거나 핸드피스로 인해 잇몸에 상처가 생겼음을 알 수 있고, 치아뿌리에 자극이 가해지는 신경치료는 통증이 발생할 수 있다는 사실도 알고 있죠. 하지만 환자는 이러한 사실들을 자세히 알 수 없습니다. 직접 보지 못했고, 직접 보려고 해도 명확히 보이는 부분이 아니니 걱정할 수밖에 없죠.

그러므로 환자가 마음 놓고 상처 회복에 전념하고 치료 부위를 의심하지 않도록 치과 치료 이후 단순 주의사항만 말해 주기보다 앞으로 일어날 수 있는 일에 대해 추가로 설명해 주는 것은 어떨까요? 치료 후 대부분 괜찮아지며 증상이 사라지지만, 혹시 발생할 수 있는 일에 대비할 수 있도록 한두 가지 상황을 추가해 설명하는 것이죠. 거즈는 두 시간 뒤에 뱉더라도 피 맛은 일주일간 날 수 있으며, 레진 치료는 재료 특성에 의한 초기 시큰거림이 발생할 수 있다고 미리 알려 주는 것이죠. 신경치료를 받기 전에는 괜찮았을 수 있으나 치아에 자극이 가면서 생길 수 있는 통증을 이야기해 주거나, 본을 뜨는 과정에서 잇몸에 처치를 했다면 단순히 임시치아에 대한 설명만 하기보다 마취가 풀린 후 발생하는 잇몸 통증에 대해 설명해 주는 것도 방법이 될 수 있죠.

환자가 집에서 인터넷 검색만 해도 줄줄이 나오는 치과치료 후의 주의사항을 똑같이 말한다고 해서 우리 업무가 완벽히 끝나는 것은 아닙니다. 환자가 주의해야 하는 글자만 줄줄이 말한다면 환자에게 녹음파일을 전해 주는 것이 오히려 효과적일지도 몰라요. 그럼에도 불구하고 우리가 직접 환자와 대화하는 이유는 각각 다른 환자를 마주함으로써 환자별 치유에 최대한 도움이 되고자 노력하기 위함이죠. 우리는 환자를 직접 마주하기에 상대의 성향에 따른 대화가 가능한 '사람들'이잖아요.

치과에서 일을 하는 우리는 조금만 관심을 기울이면 치료에 대한 사소한 차이를 알 수 있어요. 환자들이 불편감을 느끼는 포인트를 한 번 더 확인하고 찾아줄 수 있죠. 환자가 마음대로 오해할 수 있는 사소한 부분을 미리 설명해 준다면, 환자는 이후 상황에 대해 조금 더 유연하게 대처할 수 있을 거예요. 이는 단순히 환자의 불만을 예방하는 차원을 넘어, 환자가 우리 치과의 치료를 믿고 진행할 수 있게 만드는 첫걸음이 될 수도 있죠. 환자에게 주는 관심은 특별한 친절함보다 작은 차이에서 오는 세심한 주의부터 시작될 수 있어요.

제 3 장

나를 트레이닝하는 몇 가지 방법

여는 글

실제 치과임상 기술을 알아보자

지금까지의 이야기를 여러분은 어떻게 보셨나요? 평소 충분히 '감각'을 사용하고 계셨나요? 아니면 처음 접하는 내용이라 한 번쯤 해봐야겠다고 느끼셨나요? 그것도 아니면 '신입 치과위생사인 내가 마음대로 해도 될까?'라는 생각이 먼저 들었나요? 어떤 생각이든 제 이야기에 공감하신 분들도 있고, '저건 아닌 것 같은데……' 하고 의심하는 분도 있을 거예요. 아! 의견이 다르다고 해서 나쁘다는 말은 절대 아닙니다. 오히려 많은 의견을 가지고 이 책을 보셨으면 하는 게 제 바람이니까요. 평소 사람들과 대화를 할 때에도 하나의 특정 주제에 대해 각자의 의견이 제각각인 것처럼 모두의 생각은 다를 수 있죠. 사람은 각자가 스스로 생각하고 결정하고 행동할 수 있으니까요.

단, 주의할 점은 임상에서 나의 생각을 발휘하기 위해 아무 일이나 내 마음대로 해도 된다는 오해는 하지 않으셔야 합니다. 치과임상의 실체는 대부분 규칙을 기반으로 진행하니까요. '유연하고 센스 있게'가 '내 맘대로 내 뜻대로'는 아니에요. 치과에서 규칙을 따르는 기본에 살을 붙이고 응용하며 발전하는 것이죠. 스스로 질문하고 응용하며 나만의 경험을 쌓다 보면 내가 발휘할 수 있는 실력도 늘어나게 되겠죠!

하지만 경험을 쌓기만 기다리다가 어느 세월에 능력 있는 치과위생사가 되겠어요! 기왕이면 조금 더 빨리 실력 있는 전문가가 되고 싶죠! 그래서 이번 장에서는 실력을 조금 더 빠르게 늘리기 위한 실제 치과임상 실력에 필요한 기술을 알아보고, 나만의 기술을 만들 수 있는 시간을 마련해 보았습니다.

사실 치과에서 매일 해야 하는 업무 기술은 대부분 교과서에서 자세히 알려줍니다. 차트 보는 방법, 임프레션을 진행하는 방법, 틀니 제작 과정, 임플란트 식립 과정 등을 낱낱이 알려 주죠. 하지만 실제 임상에서는 교과서에서 본 업무 같은데 교과서와 전혀 다른 방향으로 치료가 진행되거나, 같은 치료인데 교과서와 업무 단계가 달라지는 경우가 발생합니다. 이러한 경우, 알고 있는 기술을 활용하려던 신입 치과위생사는 처음 보는 일에 어떤 업무를 진행해야 하는지 길을 잃을 때가 있어요. 또 업무 기술을 늘리기 위해 교과서대로 아무리 노력해도 기술이 늘지 않는 한계점에 부딪치기도 하죠.

이는 교과서와 실제 기술 행동에 미세한 차이가 있을 수 있기 때문이에요. 이 디테일한 차이로 인해 비슷한 업무나 비슷해 보이는 기술이 다른 과정을 필요로 하거나 다른 결과를 내기도 하죠. 거기다 미세한 차이를 끝내 감지하지 못하면, 결국 기술이 늘지 않거나 다른 사람의 기술을 따라가지 못하는 경우가 발생하기도 합니다.

그래서 이번 장에서는 실제 치과 업무 중, '왜 술자는 교과서대로 일을 진행하지 않는지?', '왜 치과기공소는 치과 업무에 불만을 표하고 다시 업무 진행을 지시하는지?', '도대체 나는 어떤 실수를 하기에 기술이 늘지 않는지?'에 대해 알아보았습니다. 그러니 함께 그 이유를 읽어보며 '왜?'라는 질문을 스스로에게 던져보세요. 내가 왜 이 단계를 거쳐야 하는지 알아보고 생각해 보는 것만으로도 기술을 빠르게 업그레이드할 수 있으니까요.

*이번 장은 임상과 관련된 실무적인 내용이라서 글만으로는 바로 감을 찾기 어려울 수 있어요. 그래서 그동안 제가 임상에서 했던 방법들을 모아 각 장에 맞도록 QR 코드를 추가해 두었습니다. 이 장을 읽으면서 나만의 방법은 어떤지 생각해 보고, 방법이 없어서 새로운 방법을 알고 싶다면 영상을 보신 후 제 방법을 참고하시면 좋겠습니다. 물론 제 방식은 늘 참고일 뿐입니다. 자신만의 방식을 찾는 것이 가장 중요한 포인트죠!

13.

보존—차트를 대하는 자세

치과위생사는 환자를 체크하고 진료를 준비해야 하는 위치에 있습니다. 이때 진료 준비를 하기 위해서는 환자의 현재 입안 상태가 어떤지, 지금까지 어떤 치료를 받았는지, 앞으로 어떤 치료를 받아야 하는지 등을 미리 알아야 하죠. 병원에 내원하는 환자의 상태는 환자별 치과진료 차트에 적혀 있습니다. 그래서 환자를 위한 업무를 진행하기 위해서는 반드시 차트 숙지가 선행되어야 하죠. 신입 치과위생사는 전공 서적에서 배운 차트 표기법에 따라 대략적으로 차트를 볼 수는 있습니다. 그러나 제대로 환자를 파악하기 위해서는 다른 사람이 작성한 차트를 '정확히' 파악하고 치료 순서를 예측할 수 있어야 하죠.

제가 처음 치과에서 일을 시작할 때 차트 보는 방법은 어렵지 않았어요. 그날그날 담당한 환자가 어떤 치료를 진행해야 하는지 알 수 있었고, 필요한 기구도 미리 준비할 수 있었거든요. 어리숙한 업무 처리에 반해, 진료 준비는 착착 진행됐죠. 초보지만 진료 준비에 문제가 없었기에 차트를 잘 읽을 수 있는 것처럼 느껴졌어요. 그런데 진료실에서 함께 일하는 선생님이 쉬는 날이면, 희한하게 진료 순서가 꼬이고 기구 준비도 힘들었어요. 기구 준비가 덜 되니까 저 때문에 진료 흐름이 계속 끊기는 느낌이었죠. 한 달에 몇 번씩 그런 날이 이어지자, 제가 그동안 차트를 제대로 읽고 진료 준비를 한 것이 아니었음을 깨닫게 되었어요. 알고 봤더니 신입 치과위생사인 제 업무는 선배가 미리 차트를 보고 준비한 업무의 일부분에 불과한 것이었죠.

치과에서 먼저 일을 시작한 선배들은 신입을 배려합니다. 신입은 업무 처리 능력이 어설픈 시기라는 것을 경험으로 잘 알고 있기에 미리 일 처리를 하고, 미리 나서서 도와주죠. 그러나 임상에서 일하는 방식을 전혀 모르는 신입은 자신이 어느 부분에서 배려를 받고 있는지 단번에 알아차리지 못합니다. 단지 원만하게 진행되는 진료에 안심하고 있을 뿐이죠. 다른 사람이 읽어 주고 다른 사람이 준비해준 일을 자신이 했다고 생각해요. 그리고 평소에 잘 진행되던 일이 꼬이면 어쩌다 한 번 실수했을 뿐이라 착각하죠.

신입은 착각을 하더라도 계속해서 보고 배워 나가면 언젠가 당당하게 혼자 차트를 읽게 될지도 모릅니다. 그러나 문제는 스스로 못 하는 부분을 스스로 모르기에 그 시간이 오래 걸린다는 거예요. 못 하는 부분을 확실히 알아야 개선하고 발전할 수 있는데 말이죠. 제대로 치과 업무를 하고 제대로 차트를 볼 줄 안다는 것은, 반드시 '나 혼자' 업무를 진행할 줄 알고 '나 스스로' 차트를 읽을 수 있어야 한다는 의미입니다. 정확한 업무를 수행하기 위해서는 '내'가 차트를 읽고 판단하고 시행할 수 있어야 하죠. 그러므로 신입 시절에는 다른 사람 도움 없이 내가 어디까지 진행할 수 있는지 한 번씩 체크해 보고 차트를 배워 보세요. 반드시 내가 해야 할 일을 어느 부분에서 실수하는지 내가 찾아내야 수정하고 다시 시행할 수 있으니까요.

차트 보는 연습을 지속적으로 진행하여 혼자서 차트를 제대로 볼 줄 알면 이제 단순히 환자 진료 준비를 하기 위한 차트 읽기에서 치과진료 흐름을 읽는 기술이 생깁니다. 우리 치과가 어떤 치료를 자주 하는지, 어떤 치료 후에 환자가 많이 아파하는지, 각 환자에 대한 전체 치료계획은 어떻게 세우는지 등을 알게 되죠. 더불어 치과치료는 차트에 정해진 순서만으로 진행되지 않는다는 사실도 알 수 있게 됩니다.

대표적으로 차트 내용에서 변칙이 많은 치료는 근관치료가 있어요. 치아 안쪽 신경을 제거해 신경치료라고도 불리는 근관치료는 오염된 근관을 깨끗이 하는 데에 목적을 둔 치료법이죠. 신경치료는 치료 자체가 까다롭고, 치료 기간이 오래걸리며, 치과에서 해야 할 일이 많습니다. 치아뿌리 쪽 신경관 자체를 찾는 일도 어렵지만, 근관을 소독하기 위해 사용되는 약제가 치아 안에서 충분한 기능을 할 때까지 기다려야 하는 치료이기도 하죠.

예외적으로 당일 신경치료를 시작하여 당일 신경치료를 마치는 경우를 제외하면, 보통의 신경치료는 시작부터 마무리까지 교과서적 단계가 있습니다. 발수-확대-세척-충전의 순서를 따르죠. 이처럼 정해진 순서와 과정이 있어 마치 치료 과정과 치료 예후의 평균값이 명확하게 정해진 것처럼 보이지만, 실제 임상에서는 빈번하게 불규칙적으로 순서가 변형됩니다.

예를 들어, 오늘은 발수를 진행했고 다음 내원 시 근관확대를 진행하기로 했지만, 확대부터 근관충전까지 한 번에 치료를 진행하거나, 갑자기 발견된 추가 근관으로 신경치료 기간이 연장되기도 하죠. 어떤 날은 근관치료 마무리를 하기로 했는데 치료 부위 상태가 좋지 않아 세척만 한 번 더 할 수도 있고, 세척을 하기로 했는데 상태가 좋으면 그날 치료를 마무리할 수도 있어요.

이러한 변칙은 신경치료 자체가 환자의 치유 기간을 지켜봐야 하는 치료라 그렇습니다. 차트에 적힌 치료계획보다 치유가 빠른 환자의 경우에는 굳이 치료를 오래할 필요가 없고, 치유가 더딘 환자의 경우에는 치료를 황급히 종료할 수 없으니까요.

또 다른 차트 변형의 예로는 환자의 새로운 증상이나 환자의 당일 컨디션에 따라 순서와 진료 내용 변화가 있을 수 있습니다. 지독한 감기에 걸려 컨디션이 저하된 환자가 당일 차트 내용에 따라 반드시 임플란트를 진행할 수는 없어요. 아픈 사람에게 무리한 치과치료는 오히려 건강 회복에 방해 요소가 될 수 있으니까요. 왼쪽 아래 큰어금니의 신경치료 중이던 환자가 갑자기 오른쪽 아래에 급성 통증을 동반한 고름이 생기면 통증을 가라앉히는 치료를 먼저 진행해야 하죠. 당장 아픈 치아를 두고 미리 약속한 근관치료 단계만 진행할 수는 없잖아요!

우리가 치과에서 차트를 보고 치료를 준비할 때 대부분 치과진료는 차트에 적힌 정해진 순서와 치료 매뉴얼로 진행합니다. 차트는 치과와 직원과 환자의 약속이기 때문이에요. 그러나 반드시 모든 진료가 작성된 차트대로 진행되지는 않아요. 치과치료는 환자라는 사람을 대상으로 하기 때문이죠. 같은 치료라고 해도 모든 환자가 똑같이 아프지 않고, 같은 나이의 환자라도 치유 속도가 다를 수 있는 것처럼, 정해진 술식의 치과치료는 각 환자의 컨디션에 따라 그 내용과 순서가 바뀔 수 있는 거예요.

따라서 차트를 제대로 알고 나면 차트를 읽을 줄 아는 데 그치지 말고 예외의 상황을 확인하고, 같은 치료라도 상황에 따라 다양한 방법으로 진행된다는 것을 알고 있는 것이 좋습니다. 치과진료는 치료 매뉴얼이 정해져 있을 수 있지만, 환자는 정해진 매뉴얼대로 아프지 않으니까요. 갑자기 발생하는 일은 차트의 다음 진료 내용만으로 해결할 수 없겠죠. 그러므로 진료 방향의 여러 가능성은 늘 열어 두세요. 차트에, 환자에게, 나 자신에게도요. 앞으로 겪게 될 수많은 치과위생사 업무는 차트나 매뉴얼대로 움직인다고 100% 해결할 수 있는 일은 아니니까요.

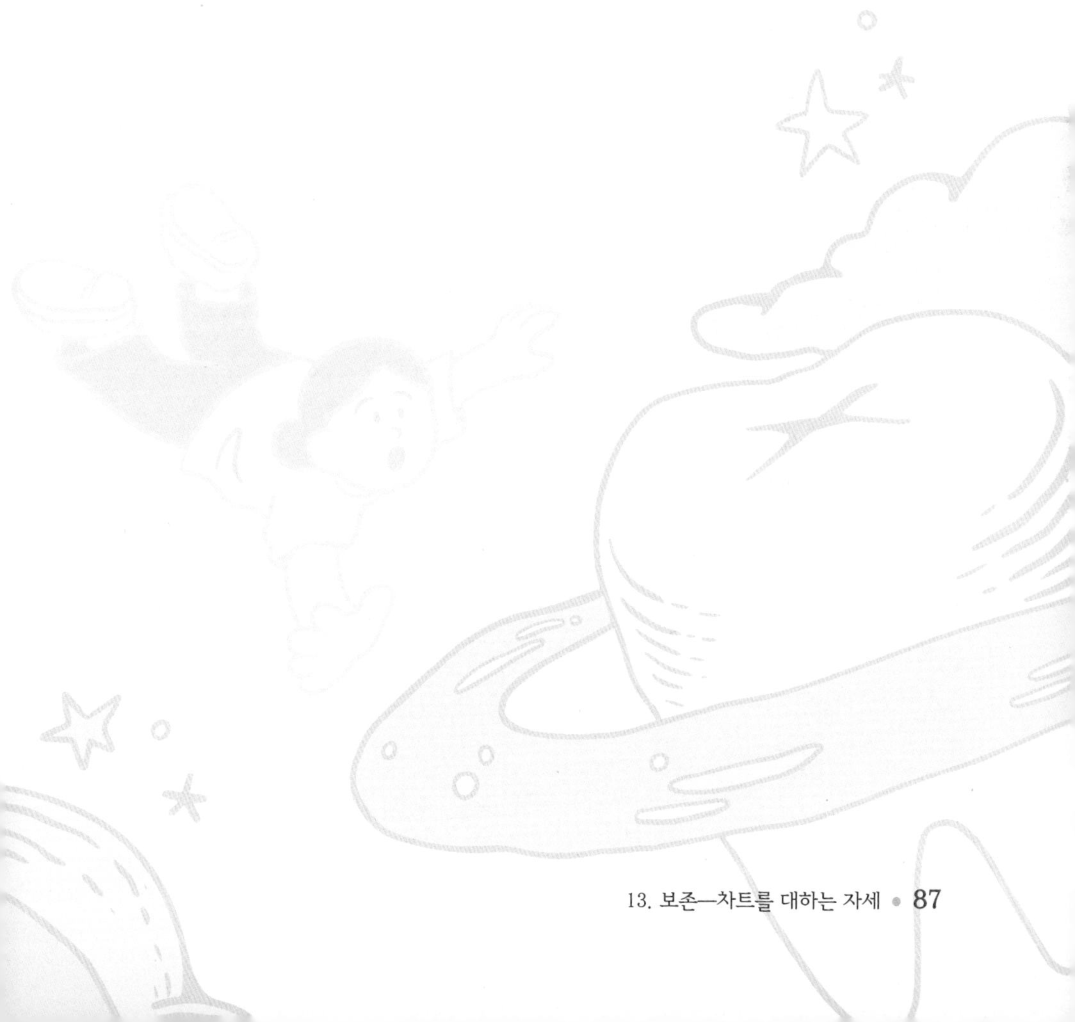

14.

보철—나만 못 하는 임프레션

본을 떠서 제작하는 치아 보철물에는 인레이, 크라운, 라미네이트 등이 있습니다. 이는 치아가 상실한 기능을 되찾거나 심미를 목적으로 하는 인공 수복물이죠. 이러한 치아 보철물은 입안에서 제작할 수 없기 때문에 인상재로 환자 입안 모양을 그대로 찍어내 치아를 대신할 석고모형상에서 제작합니다.

보철물 제작은 각 과정에 따라 몇몇 사람의 손을 거쳐야 하죠. 일단 환자의 구강 내에서 보철물이 들어가는 공간을 만드는 치과의사와 모형상을 제작하는 치과기공사가 있어야 합니다. 그리고 치과의사가 만들어 놓은 치아 모양을 그대로 본을 떠 치과기공사에게 정확한 모형을 전달하는 중간자로서 치과위생사가 있죠.

치과위생사의 고유 업무인 임프레션은 최종 보철물 제작을 위한 가장 중요한 과정입니다. 치과의사가 아무리 정석대로 치아를 깎아도 잘못된 본을 뜨면 치과기공사에게 잘못된 석고모형을 제공하게 되니까요. 잘못된 석고모형은 잘못된 보철물 제작으로 이어질 수밖에 없습니다.

이처럼 중요한 치아 보철물의 중간 제작 과정인 임프레션이 실패하는 것을 막기 위해 관련 교과서에는 임프레션의 정석이 이론적으로 잘 설명되어 있어요. 본을 떠야 할 부위를 확인한 뒤 치아와 주변을 건조시키고, 임프레션 재료를 넣은 다음, 굳기를 기다렸다가 제거하면 끝나죠. 교과서는 글자만 제대로 읽을 줄 안다면 누구나 할 수 있는 손쉬운 본 뜨기 법을 가르쳐 줍니다.

그러나 당연하게도 신입 치과위생사는 실제 임상에서 글자나 사진 몇 장으로 쉽게 임프레션을 성공하지 못합니다. 누군가의 감독하에 몇 번 경험을 해본다 해도 눈에 띄게 임프레션 실력이 늘지는 않을 거예요. 보통 10번 임프레션을 시도하면 5번 정도는 실패하게 되죠. 이처럼 본 뜨기 결과가 완벽하지 못하면 신입 치과위생사들은 교과서의 부족함을 감지합니다. 그리고 임상 경험이 많은 선배들에게 임프레션 방법을 따로 배우거나 관련 동영상을 찾아보며 부족한 부분을 채우려 하죠. 그래도 여전히 임프레션을 쉽게 성공하지는 못할 거예요. 서툰 실력에 초조하게 몰아붙이는 진료시간은, 선배가 알려준 임프레션 방법은커녕 교과서의 본 뜨기 방법조차 제대로 시행하지 못하게 하니까요.

이런 경우에 실패하는 원인을 명확히 알면 수정이라도 할 수 있을 텐데, 우왕좌왕하며 서두르다가 무엇을 지키고 무엇을 놓쳤는지 인지하기도 어렵습니다. 결국 선배와 교과서, 동영상 등 다방면으로 알아본, 제대로 된 임프레션을 할 수 있는 능력에서 점차 멀어지게 되죠.

사실 교과서를 제외하면, 정확한 임프레션을 위한 비법은 사람마다 다릅니다. 임프레션 능력치는 스스로 경험에 따라 자신만의 매뉴얼을 따르기 때문에 사람마다 다를 수밖에 없어요. 에어를 잘 사용하는 사람은 에어를 이용해 임프레션을 진행하고, 기구를 잘 다루는 사람은 기구를 이용해 임프레션을 진행하죠. 이것을 두고 누구는 맞고 누구는 틀리다고 말할 수가 없어요. 방법은 달라도 모두 정확한 임프레션을 찍어 내니까요. 성공하는 방법이 여러 가지라는 것은 정확한 임프레션을 위한 확실한 단 하나의 비법이 존재하지 않는다는 것을 뜻합니다. 비법이 하나라면 모두 같은 방법을 사용했을 테니까요. 이처럼 하나의 명확한 기준이 없는 기술의 경우, 누군가에게는 손쉬운 방법이 다른 누군가에게는 절대 흉내 낼 수 없는 어려운 기술이 될 수도 있어요. 그래서 아무리 본을 잘 뜨는 선배에게 오랜 시간 기술을 배웠어도, 내가 임프레션을 진행하면 실패하는 것입니다.

하지만 이렇게 변수가 많은 임프레션 방법에서 변하지 않는 것이 있어요. 교과서에 소개된 임프레션의 정석은 인상재에 따른 정확한 경화시간과 정확한 혼수비를 지키도록 합니다. 각기 다른 비법보다 중요한 임프레션 성공법은 다름 아닌 기본 재료를 다루는 것에서부터 시작하는 것이죠. 치아 본을 뜨는 재료는 두 가지 물질을 섞어 정확한 경화시간 동안 굳히는 방식으로 진행합니다.

경화시간보다 빨리 빼낸 인상재는 굳지 않고 늘어지거나 마진이 끊어져 실패하게 되죠. 반대로 경화시간을 생각하지 않고 계속해서 만지작거리는 굳은 인상재는 치아의 미세한 부분을 정확히 표현하지 못할 것이고요. 따라서 진료 시간이 촉박하더라도 인상재의 특성에 맞게 완전히 경화되는 시간까지 기다리는 것이 필수입니다. 그리고 인상재의 조작가능 시간을 정확히 이해한 후 시간 안에 인상재를 다루는 기술이 중요하죠. 재료의 특성만 잘 숙지해 두어도 재료에서 오는 오차를 막을 수 있어요. 임프레션을 빨리

하고 싶다고 해서 재료를 빨리 굳힐 수 있는 것도 아니고, 느리게 하고 싶다고 해서 굳어 가는 재료를 계속 붙들고 있을 수는 없잖아요. 시간에 따라 변화하는 재료를 내 마음대로 조절할 수는 없으니까요.

단순 대합치로 사용하기에 혼수비를 가볍게 무시하고 사용하는 알지네이트와 스톤도 마찬가지예요. 짜서 사용하는 러버 인상재의 경우에는 키트를 사용하기에 그나마 특별히 신경 쓰지 않아도 어느 정도 혼수비를 지키며 사용할 수 있지만, 눈대중으로 재료와 물을 혼합해 사용하는 재료는 신경 써서 정량을 지키지 않는 경우가 더 많죠. 알지네이트와 스톤의 경우에는 보통 빠르고 쉽게 재료를 혼합하기 위해 파우더 양에 비해 물의 양을 늘려 사용합니다. 물을 대충 많이 섞어도 재료 혼합과 경화는 가능하니까요. 그러나 너무 묽은 알지네이트로 찍어낸 임프레션과 엉터리로 혼합된 석고 푸어링은 울퉁불퉁 기포가 가득한 대합치를 만들어 냅니다.

대합치기에 기포를 신경 쓰지 않고 치과기공소로 전달된 석고모형은 보철물 제작에 바로 사용하기 어려워요. 사람 입안에서 씹는 기능을 하는 보철물은 석고모형상에서 최대한 오차 없는 교합점을 찾는 것이 필수입니다. 석고모형에서 환자의 근육 힘 정도까지 표현할 수는 없지만, 최소한 모형상의 치아끼리 닿는 높이는 정확히 표현되어야 오차가 적은 보철물을 제작할 수 있죠. 하지만 대합치에 있는 기포는 모형상의 정확한 교합점을 찾는데 큰 방해요소가 됩니다. 결국 엉터리 기포 모형을 받은 치과기공소에서는 씹는 면에 위치한 수많은 기포들을 임의로 삭제할 수밖에 없어요. 치과기공사가 임의로 삭제한 대합치 모형은 교합조정에서 기존 치아와 차이가 발생해, 오차가 큰 보철물이 제작될 수 있죠.

이처럼 치과 업무는 의외로 바꿀 수 있는 부분보다 바꿀 수 없는 부분을 소홀히 해서 실수가 발생하기도 합니다. 바꿀 수 없는 부분은 어쩌면 너무도 당연한 것들이라서 스스로 인지할 수 있는 부분임에도 불구하고 놓치게 되는 거예요.

그러나 세상에 신경 쓰지 않아도 당연히 진행되는 일은 거의 없어요. 보잘것없이 작은 부분이라도 신경을 쓰고 한 번 더 지켜봐야 제대로 일 처리가 완성되죠. 이런 과정을 놓치고 결과물에만 치중하다 보면 결국 실패를 거듭하게 됩니다. 결과에 비해 매우 사소한 부분에서 실력 향상의 발목이 잡히는 것이죠. 더 최악인 것은, 사소한 부분이 습관화되기도 한다는 거예요. 한번 잘못 밴 습관은 어디서 틀렸는지도 모르고 계속 같은 실수를 반복하게 합니다. 기술의 바탕이 잘못되었는데, 거기에 변형된 기술이나 하지 못할 일에 매달려 따라 하려 한들 시간만 낭비할 뿐 실력이 늘지 않겠죠! 그러므로 앞으로 임프레션이 잘 나오지 않는다면 다른 사람이 진행하는 특별한 방법을 찾기 전에 자신의 채득 과정부터 찬찬히 되짚어 보세요. 재료를 굳히는 시간을 지켰는지, 물과 친하지 않은 인상재가 치아에 잘 묻도록 해당 부위의 건조를 확실히 했는지, 임프레션 부위에 피가 많이 난다면 확실히 지혈을 먼저 했는지, 본을 뜰 치아 주변은 깨끗이 닦아 냈는지, 입안에 잘 맞는 트레이를 장착했는지 등 쉽게 넘어갈 수 있는 기본적인 교과서 단계를 자세히 확인하는 것이죠.

집을 완성하기 위해서는 기둥을 세우고 외형을 제작한 다음에 창문을 달고 가구를 들이는 것이지, 골격만 있는 구조물에 침대나 식탁을 들이지는 않습니다. 전문 기술도 마찬가지예요. 전문가로 가는 단계에 필요한 기본 과정은 필수 조건입니다. 필수 조건이 충족되지 않으면 당연히 결과물은 실패할 수밖에 없어요.

실전에서 일을 잘하고 싶다고 해서 특별한 능력이나 특별한 기술이 있는 것은 아니에요. 알고 있는 것을 활용하고 기본을 정확히 지키는 기술이 곧 능력이죠. 기본을 능숙하게 다루면 실력은 자연히 늘게 되어 있어요. 열심히 배웠다면 반드시 먼저 배운 대로 실행하시기 바랍니다. 초조한 마음에 오히려 너무 멀리 돌아갈 필요는 없으니까요.

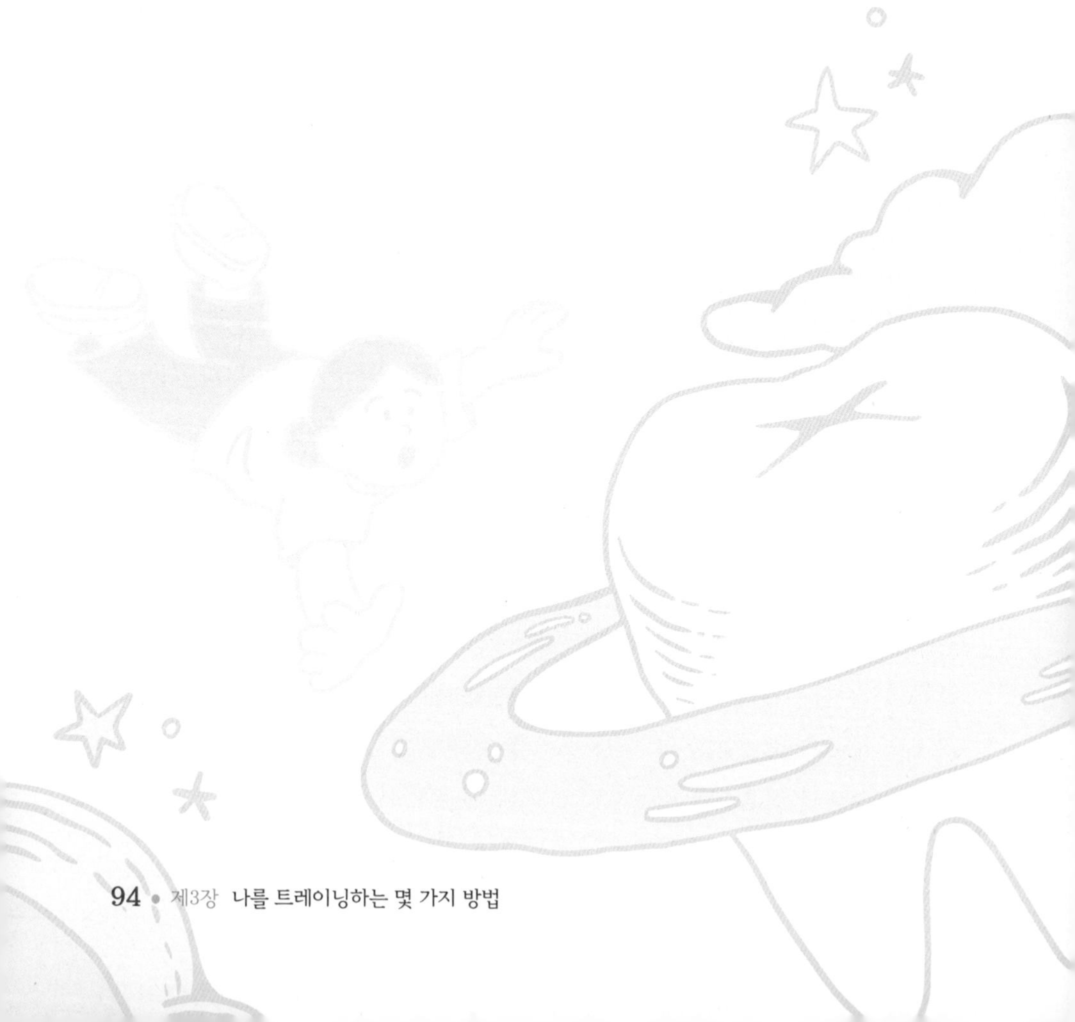

15.

보철—거꾸로 보는 임프레션

치아에 보철물이 들어갈 부위를 삭제하고 보철물과 치아가 딱 맞도록 만드는 치아 경계선을 지대치 마진이라고 부릅니다. 보철물은 치아에 붙이거나 끼우는 형태이기 때문에 보철물과 치아는 퍼즐 조각처럼 경계부가 꼭 맞아야 해요. 그래야 틈새 없이 치아의 외형을 복원할 수 있으니까요. 정확한 보철물은 치아뿐 아니라 치아를 대신하는 석고모형과의 마진도 잘 맞는 보철물입니다. 보철물은 석고모형에서 제작되니까요. 그래서 치과위생사의 업무인 임프레션이 정확해야 하는 것입니다. 정확한 보철물 제작을 위해 확실한 치아 마진을 석고모형에 똑같이 옮기는 중간 과정이기 때문이죠.

임프레션은 보철물의 종류에 따라 반드시 찍어 내야 하는 마진의 위치가 달라 업무 난이도가 다릅니다. 인레이 임프레션이나 알지네이트 임프레션보다 크라운 임프레션이 확실히 어렵죠. 치아 모양을 그대로 표현하는 알지네이트 임프레션은 치아 모양만 찍어 내면 되고, 치아 한두 면 정도를 찍어 내는 인레이 임프레션은 본을 떠야 할 마진 부분이 한눈에 보이기 때문에 쉽게 성공할 수 있어요.

하지만 크라운은 그렇지 않아요. 치아를 통째로 씌우는 크라운 치료는 치아를 한 바퀴 빙 둘러 깎게 됩니다. 이때 크라운 마진은 잇몸 하방이나 잇몸 근처에 있어요. 때문에 임프레션에 찍어 내야 하는 마진 모양이나 위치가 명확하게 보이지 않죠. 마진이 어디 있는지 모른다는 것은 본을 떠야 하는 부위를 제대로 모른다는 뜻입니다. 목적 없이 무턱대고 치아 주변에 인상재를 묻히기만 해서는 임프레션이 잘 나오지 않아요. 성공한 본을 뜨기 위해서는 가장 먼저 본을 뜰 부위를 정확히 인지하고, 임프레션에 표현되어야 할 부분을 찾아 인상재를 짜주어야 하죠.

크라운 마진은 여러 가지 종류가 있습니다. 챔퍼 마진, 숄더 마진, 이큐 마진, 서브 마진 등 마진 모양이나 위치에 따라 종류가 나뉘죠. 이러한 이론적인 크라운 마진의 분류와 모양을 내는 방법 등은 치과의사가 배우는 영역입니다. 치과위생사 교육과정에도 직접 크라운 마진을 만드는 이론을 설명해 준다면 실전에서 마진을 찾는 데 한결 수월할 수 있겠지만, 치과위생사에게 마진을 만드는 방법을 가르치지는 않아요. 크라운 프랩은 완벽히 치과의사의 영역이기 때문이죠. 그렇다고 우리가 크라운 프랩의 모양과 위치의 이론적인 부분을 전부 공부해야 할 필요는 없어요. 크라운 치료에서 치과위생사가 진행하는 영역은 완성된 크라운 마진을 인상재로 찍어 내는 업무니까요. 마진을 찾기 위해 치과의사의 장황한 마진 형성 이론이나 정확한 방법은 몰라도, 실전에서 해당 부위를 정확히 찍어 내기 위해 술자가 만들어 놓은 실제 마진 위치만 정확히 알면 되죠.

그러나 신입 치과위생사는 이론도 모르는 크라운 지대치 마진이 어디인지 찾는 것부터 고역입니다. 환자의 입안은 단순히 지대치 하나만 존재하는 것이 아니라 주변 치아, 혀, 입술, 혈액, 타액 등 마진 찾기를 방해하는 많은 요소들이 있기 때문이죠.

이런 환경에서 마진을 찾는 방법은 여러 번 보고 눈에 익히는 방법밖에 없습니다. 하지만 안타깝게도 신입 치과위생사에게는 크라운 임프레션을 직접 해볼 기회가 자주 주어지지 않아요. 임프레션은 환자가 오랫동안 입을 벌려야 하고, 끈적한 치과재료를 수 분간 물고 있어야 하는 불편한 과정입니다. 환자에게 불편감을 주는 치료기에 작업에 능숙한 사람이 임프레션 시행 횟수나 체어 타임을 최대한 짧게 하는 것이 중요하죠. 때문에 기술 아마추어인 신입 치과위생사가 입속 마진을 찾아볼 기회는 더 줄어듭니다. 환자를 위해 치료를 하는 치과에서는 임프레션이 능숙하지 못한 사람에게 능숙함을 요하는 진료를 바로 맡길 수 없으니까요.

결국 신입 치과위생사는 크라운 마진을 자주 봐야 마진을 찾고 본을 뜰 수 있을 텐데, 마진을 찾을 기회부터 주어지지 않는 거예요. 임프레션 난이도 중 상급인 크라운 임프레션은 연습 없이 단박에 성공하는 기술이 아닌데도 연습할 대상이 없는 상황에 놓이게 되는 것이죠. 그렇다면 신입 치과위생사는 어떻게 해야 크라운 임프레션 능력을 키울 수 있을까요?

사실 우리가 경험을 통해 기술을 업그레이드하는 방법은 반드시 직접적으로 경험하지 않아도 체험해 볼 수 있습니다. 비슷한 무언가를 통해 간접 경험을 수차례 진행한 후에 직접 실행해 보는 방법이 있죠. 임프레션 역시 환자의 입안에 진행한다고 해서 반드시 입안에서만 연습할 필요는 없어요. 시간이 날 때마다 아무 때나 볼 수 있는 석고모형에서 먼저 마진을 찾는 연습을 해 보는 방법이 있죠.

환자의 지대치를 그대로 본을 떠 만든 석고모형은 지대치와 크기나 모양이 같고 마진 모양도 똑같이 찍혀 있어요. 더불어 잇몸도 없고 피가 나지 않습니다. 시야를 방해하는 입술이나 혀도 없어요. 한마디로 치과의사가 만들어 놓은 마진을 깔끔하게 보기에 최적화한 상태죠. 제대로 된 크라운을 제작한 석고모형에서는 치과의사가 실제로 만든 마진의 라인 깊이가 어디까지인지, 자주 끊어지는 부분은 없는지, 마진의 모양은 어떻게 만드는지 등을 깔끔하게 확인할 수 있습니다.

굳이 처음부터 확인이 어려운 입안에 집착하기보다 상대적으로 잘 보이는 석고모형 마진을 보면서 모양과 위치를 찾는 연습을 계속해 보는 거예요. 그리고 기회가 주어진다면 실제 환자에게서 실제 마진을 찾아보는 거죠. 연습을 통해 제대로 된 데이터가 쌓이면 실전에서 비슷한 모양을 비교적 쉽게 찾아볼 수 있게 되니까요. 반드시 알아야 할 정보를 충분히 공부하지 않고 어쩌다 한 번 보는 환자의 입안에서 처음부터 정보를 찾는다는 것은 임프레션을 할 때마다 실패하겠다는 이야기와 다름없어요.

어떠한 일이든 기술력을 요하는 업무는 결국 많은 경험이 중요합니다. 하지만 경험으로 가기까지 누구에게나 충분한 기회가 주어지지는 않아요. 그러므로 어쩌다 한번 맞은 경험의 기회를 성공하기 위해서는 경험과 최대한 비슷한 환경에서 미리 많은 연습을 하는 것이 중요합니다. 단, 이때도 실력으로 이어질 수 있는 연습을 하는 것이 중요해요. 연습은 실전에서 부족한 부분을 채우기 위한 수단입니다. 아는 것을 반복하는 연습은 실전 실력 향상에 크게 도움이 되지 않아요. 할 줄 모르는 부분을 공략해야 실력이 향상되죠. 그러니 효율적으로 연습을 하기 위해서는 내가 부족한 부분을 충분히 알아내고, 그 부분을 명확히 충족시키는 연습 방법을 생각해 보세요. 그리고 실천해 보세요. 그럼 결국에 실전에서 적은 횟수의 경험이라도 성공한 경험을 쌓을 수 있게 되니까요. 최소한의 기회에서 내 실력이 검증된다면 차츰 경험의 기회는 늘어나게 될 거예요.

치과임상에서 눈에 보이는 것만 보다 보면 계속해서 같은 것만 보게 됩니다. 또 보이지 않을 때는 눈을 씻고 찾아봐도 해결책이 보이지 않을 때가 있죠. 보이지 않을 때는 굳이 보이지 않는 것에 집착하지 말고 이면을 생각해 보세요. 잘하는 방법만 보는 것이 아니라 잘못된 방법, 하지 말아야 하는 방법도 알아보고 수정하는 거죠.

치과임상에서 좋은 결과로 가기 위한 길은 한 가지가 아닙니다. 신입 치과위생사들은 앞으로 치과임상에서 수많은 방법을 배우고 알게 될 거예요. 이런 많은 과정과 결과의 갈림길 중 내가 가야 할 길은 친한 선배나 치과기공소 소장님, 치과 원장님이 알려 주는 길이 아니에요. 가장 좋은 방법은 내가 쉽게 사용하고, 내가 좋은 결과를 만드는 방법입니다. 부족한 부분을 채우기 위해 따라 하기 힘든 능력자들의 스킬을 흉내 내기보다 나만의 방법이 무엇인지 계속해서 찾아보고 연습해 보세요. 다양한 방법으로 나만의 공략집을 만들어 보면 분명 임상을 잘해내기 위한 모든 방법을 알게 될 테니까요.

16.

틀니—잘 알지도 못하면서

치과는 상실된 치아나 충치가 생긴 치아를 치료하기 위해 방문합니다. 이때 치과의사가 환자에게 당일 수복해줄 수 있는 레진 치료를 제외하면 인레이, 크라운, 임플란트, 틀니 등 치아 수복을 위한 보철물은 치과와 치과기공소가 합심하여 제작해야 하죠. 앞장에서 본 것처럼 여러 사람들의 손을 거쳐 제작하는 치과 보철물은 모든 사람들이 각자의 위치에서 열심히 노력해야 합니다. 하지만 모두가 열심히 노력한다고 해도 때때로 그 결과물이 완벽하지 않을 수 있어요. 결과물이 완벽하지 않은 상황이 나오지 않으면 좋겠지만 그런 상황이 벌어진다면, 결국 환자에게 적합하지 않은 보철물을 다시 제작해야 하는 경우가 발생하죠. 이때 잘못된 보철물을 두고 치과에서는 치과기공소의 잘못을 이야기하는 경우가 있습니다. 결과물에 오류가 발생하였으므로 치과기공소에 결과물 수정을 요청하죠. 반대로 치과기공소에서는 치과의 실수를 지적하기도 합니다. 치과기공소에서는 결과물을 만들기 위한 과정의 오류를 지적하며 수정을 요청하죠. 가끔 그 사이에 있는 치과위생사는 난감한 상황에 놓이게 됩니다. 양쪽 주장을 모두 듣고 환자에게 재내원을 요청해야 하는 위치에 있으니까요. 이때 우리는 누군가의 편을 들며 환자에게 이야기할 수는 없습니다. 콕 집어 치과가 잘못했다고 이야기할 수 없고 치과기공소가 잘못했다고 이야기할 수도 없죠. 어떻게 말하든 자기 얼굴에 침 뱉기가 될 수 있으니까요. 그래서 치과위생사는 치과 보철물이 나오기까지 전 과정과 결과물에 대한 이해가 있어야 하죠. 그래야 환자에게 유연한 설명이 가능하고, 치과와 치과기공소의 잘잘못을 따지기 이전에 양쪽의 입장을 확인해 보고 어디서 보철물 제작에 오류가 생겼는지를 찾아 같은 실수를 반복하지 않도록 대응할 수 있으니까요.

앞니 크라운 제작을 위해 치과에서 치과기공소로 보내는 최종 임프레션은 단지 환자의 입안 모양을 찍어낸 인상재 덩어리입니다. 이 인상재에 석고를 부어 환자의 입안을 재현한 석고모형은 환자의 입안 지대치 모양과 주변 치아 모양을 표현하는 석고 덩어리이고요. 아무리 정확한 임프레션을 진행했어도 정작 치아를 대신하는 보철물을 만드는 데에 중요한 치아 색이나 입술이 덮는 위치 등은 인상재나 석고모형에 표현되지 않아요. 따라서 치과에서는 인상재 이외의 정보를 치과기공소로 전달해야 합니다. 환자의 치아 색을 알려 주기 위한 앞니 사진을 찍어 보내거나 환자의 얼굴 사진, 나이, 성별 등의 기타 정보도 함께 보내죠. 만약 추가적으로 환자가 원하는 치아 모양이나 색이 있다면 이 또한 반드시 체크해 전달합니다.

이와 같은 정보 전달이 필요한 이유는, 보철물 제작을 희망하는 환자는 치과로 내원하지만, 환자의 보철물은 환자를 직접 만날 수 없는 치과기공소에서 제작되기 때문입니다. 치과에서 수집한 환자의 정보가 치과기공소로 많이 전달되어야 치과기공소에서는 환자를 직접 만난 것처럼 환자가 원하는 자연스러운 보철물을 제작할 수 있겠죠!

치과를 방문하는 보철물 제작 요청 환자들 중에는 틀니 제작을 원하는 환자도 있습니다. 그리고 틀니 역시 다른 보철물과 마찬가지로 치과기공소에서 제작하죠. 다수의 사라진 치아를 한 번에 수복하기 위한 틀니는 전반적인 교합부터 잇몸 상태, 소대의 위치까지 환자의 입안 상태를 섬세하게 체크하고 제작해야 합니다. 체크포인트가 많은 틀니는 크라운 하나를 만드는 것보다 난이도가 높고 비교적 긴 제작 기간이 필요하죠. 치과기공소에서 틀니 제작을 위해 필요한 기간이 길고 필요한 정보가 많다는 것은 그만큼 치과 내에서도 해야 할 일이 많다는 것을 의미합니다. 치과기공소로 전달해야 하는 틀니 환자의 직접적 정보는 오직 치과에서만 얻어낼 수 있으니까요.

치과에서 체크하는 틀니 환자의 정보는 환자가 음식을 먹을 때마다 움직이는 소대 범위, 환자가 원하는 틀니 크기, 환자가 원하는 치아 각도, 정중선 위치, 동공 위치 등이 있습니다. 이는 기본적으로 석고모형에 표현되지 않는 범위를 표시하고 전달하는 것이죠. 여기서 조금 더 나아가 환자의 포지션에 따른 중심변화, 신체 밸런스 등 전신 상태를 확인하기도 합니다. 최종 틀니가 완성되기 직전까지 환자의 습관을 체크하고 틀니 제작에 반영하도록 하는 치과도 있죠. 혀를 자주 내미는 환자인지, 음식을 씹을 때 습관적으로 턱을 돌려 치아의 한 포인트에만 닿게 무는 환자인지, 양볼에 힘을 주어 틀니를 밀어내는 습관을 가진 환자는 아닌지 등 마치 실제 환자를 치과기공소에 옮겨다 주는 것처럼 사소한 정보까지 얻어내고 전달하려는 것이죠.

이는 입속에서 틀니를 같은 자리에 유지시키는 데 필요한 정보들입니다. 이처럼 자세한 정보를 많이 보는 이유는 치과기공소로 세세한 정보가 전달될수록 환자에게 조금 더 편안하고 정확한 틀니를 제작할 수 있기 때문이에요. 틀니는 미세한 차이로도 환자의 만족도가 확연이 달라지는 보철물입니다. 그러므로 보철물을 제작하는 치과기공소에서 절대 볼 수 없는 환자의 미세한 차이까지 파악한다면, 틀니 제작 시 고려해야 하는 다양한 방법을 시도하며 제작할 수 있을 테니까요. 그러나 치과에서 보내는 정보가 부족하면 치과기공사는 환자의 미세한 차이를 알 방법이 없으므로, 필요에 따라 모형상에서 환자의 입속을 추측하여 틀니를 제작할 수밖에 없어요. 물론 치과기공사는 치과기공사 교과과정에 따른 틀니 제작 방법을 배웠기에 배운 방법대로 틀니를 만들 수는 있을 거예요. 하지만 환자마다 다른 조건에 치과위생사의 업무가 교과서대로 진행되지 않듯, 치과기공사 업무 역시 교과서만으로 환자에게 100% 딱 맞는 틀니를 제작하기는 어렵습니다. 그러므로 치과에서 환자를 대하는 우리는 사소한 부분이라도 치과기공소에 내용을 전달하는 것이 중요하죠. 하지만 그렇다고 당장 내일부터 각 치과로 내원하는 틀니 환자의 매순간, 모든 정보를 일일이 기록할 필요는 없어요. 틀니를 만들기 위해 치과마다 치과기공소에 제공하는 정보의 양은 다르니까요. 대신 각 치과기공소에서 필요로 하는 단계별 정보는 반드시 치과에서 수집하고 전달해야 하죠.

치과기공소나 치과에서 틀니 제작을 여러 단계로 진행하는 이유는 환자의 입안에서 진행되는 틀니의 제작 단계에 따라야만 정확히 얻을 수 있는 정보가 존재하기 때문이에요. 턱의 위치가 불안정한 무치악 환자의 경우에는 최대한 바른 교합 상태에서 체크한 정중선이 있어야 제대로 도치 배열을 할 수 있습니다. 안정되지 않은 환자의 교합 상태로 표시한 정중선은 잘못된 치아를 배치하도록 유도하므로 미리 알아내려고 애쓰지 않아도 되죠. 그래서 무치악 틀니 제작을 진행하는 첫날에는 굳이 환자의 엉성한 교합관계를 채득하지 않아요. 환자의 입안에서 교합을 받쳐줄 수 있는 왁스림 단계가 되어야 비교적 환자의 안정적인 턱의 위치 상태를 만들 수 있고, 그렇게 해야 보다 정확한 정중선의 위치를 얻어내고 전달할 수 있죠.

구치부 부분틀니의 경우에는 구치부가 없는 상태에서 바이트 임프레션을 채득하면 전치부가 닿는 엉성한 교합 관계 정보만 얻을 뿐입니다. 따라서 메탈 프레임에 달린 왁스가 어느 정도 구치부 역할을 해준 상태에서 제대로 된 교합 관계를 형성한 후에 바이트 임프레션을 채득하는 것이죠. 이처럼 치과는 적재적소에 치과기공소에서 필요한 정보를 얻기 위해 단계별로 원하는 정보를 얻고 정확히 전달할 수 있도록 해야 합니다.

가끔 우리 치과위생사는 치과나 치과기공소에서 진행하는 업무가 어떤 과정을 거치는지 모를 때가 있어요. 치과에서 일하는 여러 사람들 중 나 하나쯤은 과정을 몰라도 치료를 진행하는 데는 전혀 무리가 없기도 합니다. 우리가 모르더라도 원장님이 알아서 사례를 종료하거나 치과기공사가 알아서 필요한 업무를 진행하면 되니까요.

어쩌면 치과위생사는 치과기공사가 아니기에 치과 기공 과정을 다 알 필요도 없을 거예요. 치과위생사와 치과기공소가 하는 업무는 엄연히 다르니까요. 사실 치과의사, 치과위생사, 치과기공사로 분업화한 치과 업무에서 각자의 업무만 잘 알고 진행하기에도 벅차죠. 하지만 치과의사든 치과위생사든 치과기공사든 서로가 필요로 하는 만큼의 정보를 전달하고 의사소통이 될 정도의 지식은 알고 있는 것이 중요합니다. 치과와 치과기공소는 각각의 업무가 이루어지는 서로 다른 공간이지만, 환자를 위해 협업하여 최종 결과물을 만들어 내는 곳이니까요. 다른 사람의 업무를 이해하고 있어야 환자를 위한 상호 협력이 가능하죠.

인간을 위한 의술은 하루가 다르게 발전합니다. 부득이하게 잃은 신체의 일부를 복원하는 술식부터 장기를 대체하는 술식까지 사람을 위한 의술은 한자리에 머무르지 않아요. 치과치료 기술도 마찬가지죠. 복잡한 임프레션 과정 대신 간단한 구강 스캐너를 이용하여 환자의 불편함을 덜어 주고, 그 사이의 오차를 줄이기 위해 노력합니다. 환자를 위해 번거로운 과정을 최소화하거나 통증을 줄이는 새로운 의술을 계속 업그레이드하고 있죠.

계속되는 치과 재료와 술식의 진화는 언젠가는 틀니도 더 저렴하고 통증을 최소화하는 대체 술식으로 바뀔지도 몰라요. 그렇게 되면 기존에 치과에서 많은 환자들이 불편해 하는 틀니라는 치료가 사라질지도 모르죠. 하지만 치과치료 기법이나 술식이 나날이 발전한다고 해도 환자는 치과로 내원하고, 보철물은 치과기공소에서 제작합니다. 환자의 입안에서 직접 보철물을 만들지 않는 이상 치과기공소에서 제작한 보철물을 치과에서 환자에게 전달하는 사실에는 변함이 없어요.

그렇다면 치과에 내원하는 환자를 위해 일하는 치과 종사자 모두는 서로를 이해하고 서로의 과정을 존중해야 합니다. 과정에 맞는 정보를 전달하고 협업해야 환자가 사용하기 편리한 좋은 보철물을 제공할 수 있을 테니까요. 궁극적으로 치과의사도, 치과위생사도, 치과기공사도 한 사람의 환자를 위한 작업을 진행하는 일을 합니다. 그러니 비슷한 듯 다른 영역의 업무도 조금씩 배워 나가려는 자세를 갖추는 것이 좋겠죠!

꼭 기억하세요!

덜 아프고 덜 불편한 틀니로 환자에게 기쁨을

틀니는 불편하고 아픈 보철물입니다. 부드러운 잇몸에 딱딱한 틀니를 얹어 사용하는 것이니 어떻게 해도 완벽히 편할 수는 없을 거예요. 환자들도 이 사실을 알고 있기 때문에 불편감과 타협한 채 사용하는 것이죠. 그래도 만족스러운 틀니는 덜 떨어지고 덜 아픈 틀니예요. 환자가 불편감을 감수하고 사용하는 틀니라고 해서 무조건 아프거나 식사를 할 때에 떨어지는 것이 당연한 것은 아닙니다. 틀니 제작 과정에서 치과위생사의 직접 참여도는 낮지만, 환자를 위해 노력할 수 있는 부분은 조금 더 노력하려는 의지가 있었으면 좋겠습니다. 환자의 통증과 타협하지 말고 환자의 통증을 줄여줄 수 있는 방법을 생각해 보는 것이죠. 치과치료 중 가장 불편한 틀니라는 최후의 치료를 받기까지 아마 환자는 많은 고생을 하고 많은 고민을 했을 거예요. 그 마지막을 책임지는 치과에서 환자를 위한 노력은 늘 최선을 다하는 것이 좋겠죠! 누군가의 노력으로 다른 누군가는 마음에 꼭 드는 새로운 경험을 할 수도 있으니까요.

17.

외과—버 주세요, 포셉 주세요, 루트피커 주세요

여러분 '안성맞춤'이라는 단어의 유래를 아시나요? 원래 안성맞춤은 안성 놋그릇을 양반들에게 맞춤형으로 판매하는 것에서 유래되었다고 합니다. 안성에 직접 주문하여 만든 유기가 주문자의 마음에 꼭 들 정도로 아주 훌륭했기 때문에 '안성맞춤 유기'라고 하면 '품질이 아주 좋은 유기'라는 의미를 갖게 되었다고 하죠. 그 후 시간이 흘러 마음에 딱 맞거나 어떤 일에 잘 어울린다는 추상적 의미까지 포함하는 단어가 되었다고 해요.

치과는 술자와 어시스트 사이에 안성맞춤이라는 단어가 꼭 필요한 공간입니다. 술자와 어시스트는 각자의 기구로 각자의 업무를 수행하는 것처럼 보이지만, 실제로는 한 명의 환자를 치료하기 위한 공동 행위를 수행하는 사람들이니까요. 각자의 업무뿐 아니라 서로의 업무를 딱 맞추기 위한 업무 공유가 필요하죠. 그래야 환자를 위한 준비와 치료가 알맞게 이루어지니까요.

어시스트가 술자와 공유해야 하는 기초적 진료 업무에는 기구 준비와 진료 협조가 있습니다. 진료에 따라 진행하는 기구 준비는 비슷하지만, 치과마다 조금씩 다른 매뉴얼로 지정되어 있죠. 그중 하나의 예를 들어, "발치 준비를 하는 경우에는 발치를 위한 포셉과 엘리베이터를 준비하는데, 이때 하악은 봉합 준비를 하지만, 상악은 봉합을 준비하지 않습니다."와 같은 조항이 있을 수 있어요. 어시스트는 이처럼 정해진 매뉴얼을 잘 외우면 해당 치과의 술자가 발치를 할 경우의 기구 준비가 가능하죠.

그러나 같은 위치에 있는 치아를 발거한다고 해도 환자에 따라 입안 상황은 다를 수 있습니다. 치관부가 모두 썩어 뿌리만 남은 46번 치아 발거 상황과, 치아 자체는 멀쩡한데 치주질환으로 인해 발치해야 하는 46번 치아는 상황이 다르죠. 건강한 20대 환자의 18번 치아 발거와, 피가 잘 멎지 않는 전신질환이 있는 환자의 18번 치아 발거는 치료 예후가 다를 수 있고요. 먼저 46번 치아 발거 상황에서 뿌리만 남은 치아는 대구치 포셉을 준비해도 사용할 일이 없지만, 치주질환으로 치아를 뽑게 될 경우에는 포셉만 있어도 쉽게 발치가 가능합니다. 다음으로 상악 사랑니 발거는 보통 봉합을 하지 않지만, 지혈을 위해 일부러 봉합을 해 지혈을 돕는 것이 좋죠. 이처럼 환자의 사례마다 달라지는 진료 방식은 정해진 기구 이외의 기구가 필요하거나 매뉴얼에 적힌 기구가 필요 없어지기도 합니다.

물론 사용하지 않은 기구는 다시 세척을 하면 되고, 추가적으로 필요한 기구는 진료 중 술자가 말하기 때문에 새로 가지고 오면 됩니다. 그러나 미처 준비하지 못한 기구를 가지고 오기 위해서는 어시스트가 자리를 비워야 하죠. 진료 중 어시스트석이 비워지면 술자는 혼자 발치를 진행하게 됩니다. 버 가져오느라, 포셉 가져오느라, 루트피커 가져오느라 술자 혼자 진행하는 발치 술식은 리트랙션과 시야 확보가 어려워집니다. 치료 부위가 보이지 않으면 실력 있는 술자가 혼자 아무리 노력한다고 해도 평소보다 시간이 길어질 수밖에 없어요. 늘어나는 진료 시간은 그만큼 환자를 힘들게 만들죠. 그렇다고 이런 일을 방지하기 위해 발치 진행의 매 순간 모든 기구를 꺼내 놓을 수도 없어요. 48번 사랑니 발거 준비를 위해 블레이드부터 서지컬 버까지 준비했지만, 엘리베이터로만 뽑는 간단한 발치의 경우도 있으니까요. 우리가 치료에 사용하는 기구를 나열하는 공간은 한정적이기에 아무 기구나 잔뜩 가져다 놓을 수는 없어요. 사용하지도 않는 기구를 나열해 두면 정작 사용해야 할 기구들과 필요없는 기구가 섞이며 진료를 방해하게 되죠. 이때 술자의 업무에 방해가 되는 기구를 처리하기 위해 어시스트가 술자 위치로 넘어가면, 결과적으로 어시스트 자리는 공석이 됩니다. 결국 기구 준비를 못해서 자리를 비우는 것과 마찬가지의 효과가 나타나게 되죠.

같은 술자와 같은 기구가 있는 같은 치과에서 각기 다른 환자의 치료 시간을 좌우하는 것은 어시스트의 안목입니다. 해야 할 술식을 보고 적당한 기구를 고르는 눈은 매뉴얼로 정해지지 않아요. 이는 환자 상태에 따른 차이를 깨닫고 연습해야 하죠. 사물을 보고 분별하기 위해 어시스트는 직접 치료 부위를 확인하는 단계가 필요할 수 있어요. 보통 치과위생사는 직접 발치를 하지 않기에 진료 준비 시 의외로 환자의 입안을 직접 확인하지 않는 경우가 있습니다. 발치 부위의 파노라마만 확인한다든지 발거할 치아 번호만 확인하고 치료를 준비하죠.

그러나 이전에 설명한 것처럼 치아 번호에 따른 술식은 치아 상태에 따라 다르게 진행될 수 있고, 파노라마는 입체적인 치아 부분을 평면으로 표현한 사진이기 때문에 찍히는 각도와 치아 방향에 따라 실제 모습과 큰 차이가 있을 수 있습니다. 파노라마상으로 잘 나와 있는 것 같은 사랑니가 잇몸 밖으로 전혀 나와 있지 않은 경우도 있고, 또 그 반대의 경우도 있죠. 반 이상 맹출된 것처럼 보이는 파노라마 때문에 서지컬 버도 블레이드도 준비하지 않았는데 입안에서는 사랑니의 끝부분도 보이지 않는 상황이라면, 결국 이전에 설명한 어시스트 공석 사태가 발생하겠죠.

치과치료에서 어시스트 역할을 하는 우리는 직접 발치를 하지 않지만 치료를 직접 진행하는 술자가 되어 치료를 어떻게 진행할지 미리 추측해볼 수는 있어요. 마치 술자가 된 것처럼 치료 부위를 확인해 보고, 어떤 기구를 사용하는 것이 편할지 생각해볼 수 있죠. 치과위생사가 어시스트로서 얼마나 적절한 기구를 준비하느냐에 따라 수술 시간과 진료의 질은 확실히 달라질 수 있죠. 아무리 힘든 발치 환자라고 하더라도 술자와 어시스트의 손발이 잘 맞으면 진료가 빨리 끝나거나 브라켓 테이블이 깔끔하게 정리되어 있잖아요. 반대로 심플한 발치 케이스라도 준비가 덜 되어 있다면 필요 없는 시간을 낭비하게 되겠죠.

이렇게 나열해 보니 마치 상대의 마음을 모두 읽는 독심술사처럼 행동하라는 말로 보일 수 있지만, 사실 술자와 꼭 맞는 기구를 준비하고 술식을 예측하는 것을 너무 어렵게만 생각할 필요는 없어요. 가장 먼저 손쉽게 할 수 있는 방법은 술자가 치료를 시작하기 전, 어시스트가 입안을 한 번 더 확인해 보면 되는 것이죠. 진짜 생김새를 알아야 진짜 대처를 할 수 있을 테니까요. 우리는 어시스트라고 해서 너무 어시스트 일에만 몰입하면 오히려 실제 치료 상황이 어려워질 수 있어요. 그래서 함께 일하는 술자가 되어 보고 술자의 입장까지 고려해 보는 과정을 거치면 쉽게 일처리를 하는 데에 도움이 되죠. 내가 사용하기 불편하면 남도 사용하기 불편하지 않겠어요? 치과진료는 이심전심, 한 번만 더 환자를 확인하고, 한 번만 더 술자처럼 생각해 보세요. 내가 하는 업무에 상대가 하는 업무까지 꿰고 있으면 업무 능력은 효율적으로 향상되니까요.

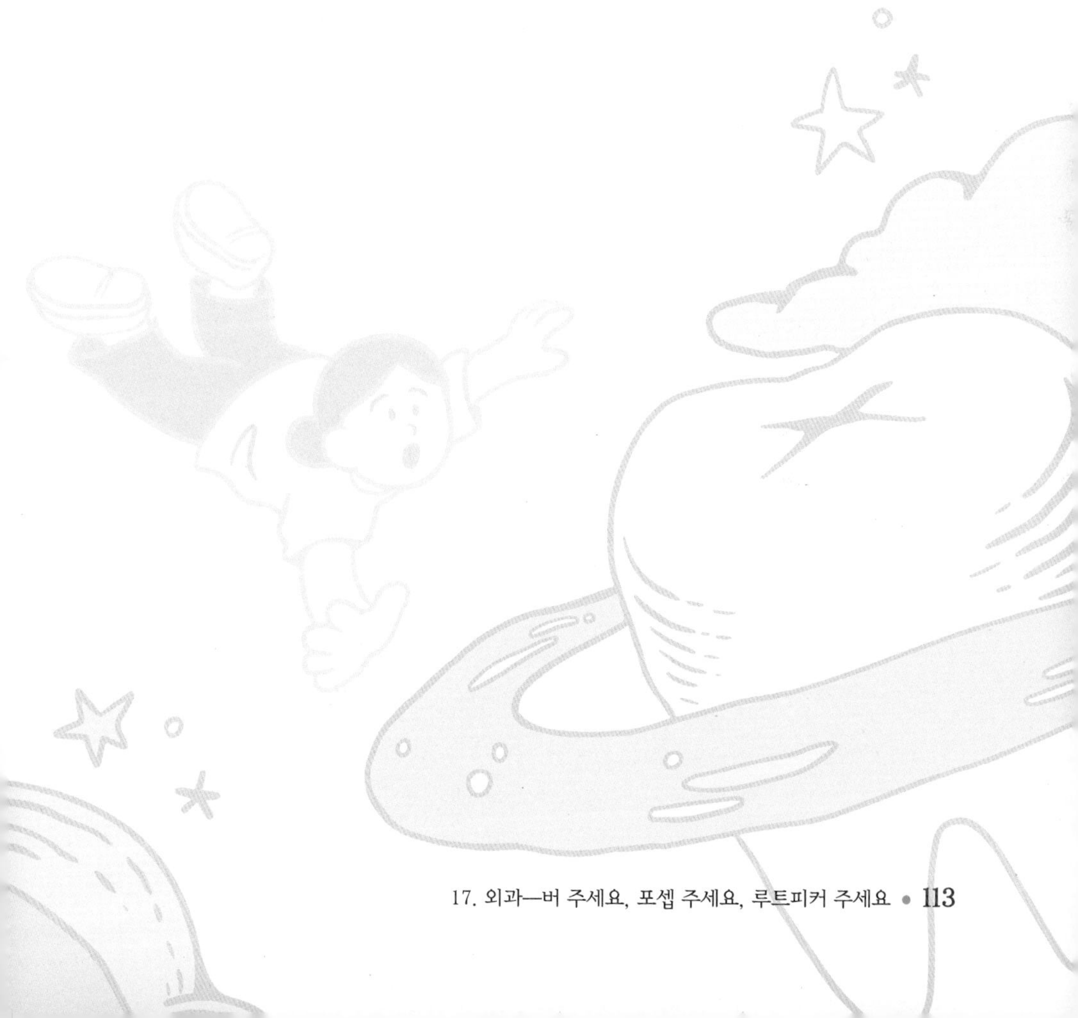

18.

임플란트—사.쩜.오.에.십.주.세.요

치과 체어에서 가벼운 국소마취 이후에 진행하는 임플란트 픽스처 식립은 간단한 치료처럼 보이지만 감염관리를 철저히 해야 합니다. 잇몸을 절개하고 사람 몸속 뼈에 인공치아의 뿌리를 심는 '치과 수술'이기 때문이죠. 수술은 환자의 부주의나 부작용으로 실패하기도 하지만, 수술 시 감염으로 인해 실패할 수도 있습니다. 성공하는 임플란트 수술을 위해서는 최대한 실패 요인을 제거해 주는 것이 좋겠죠.

수술 진행 시 감염을 막기 위해 멸균 글러브를 착용하는 술자와 어시스트는 글러브를 낀 채 비멸균 구역의 물건에 손을 댈 수 없어요. 게다가 수술 중에는 멸균 글러브를 벗을 수도 없죠. 환자에게 식립하는 픽스처는 멸균된 상태로 포장되어 비멸균 구역에 보관되기 때문에, 비멸균 구역에 있는 멸균된 재료를 가져다줄 세컨드 어시스트가 필요합니다. 신입 치과위생사는 보통 세컨드 어시스트로서 임플란트 술식을 보고 배우죠.

임플란트 세컨드 어시스트는 다른 치과진료의 세컨드 어시스트에 비해 술식 참여도가 높은 편입니다. 조금 더 과장해서 말하면 수술 중에는 세컨드 어시스트도 퍼스트 어시스트나 술자만큼 긴장해야 하는 상황도 존재해요. 먼저 수술 준비 단계에서 세컨드 어시스트는 비멸균 구역을 멸균 구역으로 바꾸는 일을 도와줍니다. 멸균 글러브가 아니면 손댈 수 없는 초록색 포 위로 블레이드 꺼내기, 멸균 캔이 오염되지 않도록 공중에서 샐라인 부어 주기, 메인 어시스트를 위한 기구 잡아 주기 등 다양한 업무를 해야 하죠. 평소대로 진행하면 아무것도 아닌 일들이지만, 맨손으로 만질 수 없는 제약된 공간이 많다 보니 괜히 위축되는 느낌이 들어요. 그래도 메인 어시스트의 지시에 따라 준비하다 보면 크게 실수할 일은 없습니다. 차분히 세컨드 어시스트만의 수술 준비를 마치면 되니까요.

수술이 시작되면 술자와 퍼스트 어시스트는 수술 부위에서 시야를 떼지 않습니다. 미세한 차이로 수술 결과가 다르게 나올 수 있는 환자의 입안은 술자들이 최대한 집중해서 지속적으로 경과를 확인해야 하죠. 따라서 수술 시간 내내 세컨드 어시스트가 필요합니다. 수술에 필요한 기구를 모두 준비한다고 하더라도 그때그때 상황에 맞게 새로 꺼내야 하는 기구가 필요할 수 있으니까요. 대표적인 예시로 임플란트 픽스처가 있습니다. 수술에 집중하는 술자는 필요한 픽스처를 직접 꺼내지 못하므로 식립할 타이밍에 세컨드 어시스트에게 구두로 지시를 내립니다. 수술 진행 과정에 따라 환자 개개인에게 적합한 식립 사이즈의 픽스처를 꺼내 달라고 말하죠. 그럼 세컨드 어시스트는 술자가 말한 정확한 사이즈의 픽스처를 비멸균 구역의 상자에서 꺼내 조심스레 멸균된 포 위에 떨어뜨려 놓습니다.

이때 술자가 세컨드 어시스트에게 다시 한번 픽스처의 사이즈를 묻는 경우가 있어요. 술자가 달라고 말한 크기의 픽스처가 맞는지 숫자를 재차 확인하죠. 그리고 세컨드 어시스트가 맞는 픽스처 사이즈를 말하면 다시 수술을 진행합니다. 이런 행위는 술자가 세컨드 어시스트를 의심해서 하는 행동이나 우연히 하는 행동은 아니에요. 같은 세컨드 어시스트가 몇 번의 수술을 들어가도 여전히 사이즈를 묻고, 세컨드 어시스트의 대답을 들은 후 픽스처를 식립하죠. 그 이유는 환자에게 식립될 정확한 사이즈의 픽스처가 맞는지 한 번 더 체크하기 위함입니다.

임플란트의 경우, 술자가 차이를 명확히 알 수 없는 부분에서 사고가 발생할 수 있습니다. 임플란트 픽스처 사이즈는 보통 지름도, 길이도 0.5mm 단위로 나뉘어 있어요. 이는 불과 몇 센티미터밖에 안 되는 턱뼈 안에 건드리면 안 되는 구조물들이 존재하기 때문이에요. 위턱뼈의 경우에 픽스처가 상악동 경계를 넘으면 안 되고, 아래턱뼈의 경우에 픽스처가 삼차신경관을 누르면 안 되죠. 더불어 입안에 여러 개 존재하는 치아 사이는 그 공간이 더욱 한정적입니다. 이는 픽스처 식립 시 눈에 보이는 공간이 아니며, 몇 센티미터씩 떨어져 있어서 마음 놓고 수술을 진행할 수 있는 공간이 아니에요. 더불어 작은 식립각도 차이로 픽스처가 옆 치아의 뿌리를 뚫을 수도 있죠. 이러한 차이는 단 몇 밀리미터 차이이기 때문에 술식을 진행하는 모든 의료진은 미세한 픽스처 길이의 차이에도 신경을 써야 합니다. 픽스처의 0.5mm 차이는 너무도 미세하기 때문에 술자 혼자 아무리 눈으로 봐도 단번에 알 수 있는 차이가 아니에요. 이는 직접 정확한 픽스처 사이즈를 알고 픽스처를 꺼낸 사람에게 확인하는 수밖에 없죠.

또한 픽스처를 꺼내 달라고 말하는 사람과, 픽스처 사이즈를 듣고 꺼내는 사람의 실수 확률을 줄이기 위해 여러 번 체크에 신경 쓸 수 있습니다. 환자의 입안에 식립할 픽스처 사이즈를 직접 말하는 술자는 생각했던 사이즈와 다른 사이즈를 오인해서 말할 수 있어요. 예를 들어, 길이가 4.5인데 4라고 말할 수 있죠. 반대로 픽스처를 꺼내는 세컨드 어시스트가 길이 10.5의 픽스처를 집었다고 생각하고 길이 10의 픽스처를 꺼낼 수도 있어요. 술자도 세컨드 어시스트도 사람이니 착각하거나 실수할 수는 있어요.

일상생활에서도 비슷한 실수가 일어나기도 하잖아요. 핸드폰과 쓰레기봉투를 양손에 들고 있다가 냅다 핸드폰을 던져버리는 실수라든지, 소영이를 미영이로 친구의 이름을 잘못 부르는 실수를 하기도 하니까요. 이런 사소해 보이는 실수가 일상에서 일어나면 대수롭지 않게 웃어넘길 수도 있는 일이지만, 치료를 진행하는 동안 발생하면 사고가 될 수 있습니다. 임플란트 식립 과정에서 발생하는 사고는 미세한 차이로 한순간에 일어나니까요. 그러므로 세컨드 어시스트라고 해서 단순한 업무에 치중하지 말고 전체 수술 과정에 집중해서 참여하도록 해야 하죠. 더불어 이런 실수나 사고를 대비하기 위해서는 술자와 어시스트, 세컨드 어시스트 간의 소통이 중요합니다. 어시스트는 치료를 진행하느라 다른 사람의 움직임을 볼 수 없는 술자와 대화하는 거예요. 술자 지시를 들은 내가 여러 번 확인한 픽스처라 해도 조용히 그냥 열어 두면 술자는 세컨드 어시스트가 어떤 일을 진행했는지, 제대로 업무를 수행했는지 알지 못해요. 어시스트가 100번을 보고 100번을 확인하고 꺼냈어도 술자는 이 사람이 무슨 일을 했는지 모르죠.

따라서 그냥 오다 주운 것처럼 기구를 꺼내는 것이 아니라 사이즈를 보고 한 번만 말하면 됩니다. 많은 말도 필요 없어요. "사쩜오에 십! 준비하겠습니다!"라는 말 한마디면 충분하죠. 어시스트가 말을 한다는 것은 단순히 술자에게 정보를 제공하는 것뿐 아니라, 내가 보고 있는 사이즈를 말하면서 확인하는 과정도 포함됩니다. 물론 술자도 본인이 말한 사이즈를 확인할 수 있고, 픽스처가 준비된 타이밍도 알 수 있겠죠. 소통은 말하는 사람도 듣는 사람도 일의 진행 과정을 한 번 더 확인시켜 주는 기능을 합니다.

사람을 대상으로 하는 우리 업무는 함께 일하는 사람과 여러 번의 확인 절차가 꼭 필요해요. 가능하면 여러 사람을 거쳐 교차 체크를 하면 더 좋겠죠. 이때 서로가 확인하고 있음을 알려 주는 간단한 행위는 대화입니다. 많은 말도 필요 없어요. 묻는 말에 "네!" 한마디면 충분할 때가 많죠. 대답은 사소해 보여도 큰 역할을 합니다. 긴급한 상황에서 도움을 요청한 사람에게 내가 행동하고 있음을 알려 주는 행위니까요. 그러므로 반드시 수술실뿐 아니라 함께 서로 손발을 맞추어 일하는 진료실 내부에서도 대화나 대답을 해보세요. 대답은 치과진료의 가장 기본이 되고 중요한 의사소통이니, 꼭 실천하시기 바랍니다!

못다 한 이야기

치과임상의 이론과 실재

"저……, 이 빼는 데 몇 분이나 걸릴까요?"

이는 마취 후 발치를 기다리는 환자들이 자주 하는 질문입니다. 현재 저는 이 질문에 가장 애매한 대답을 합니다. 물론 환자가 서운하지 않을 정도의 정보는 전달하려고 하죠.

처음 치과에서 일을 할 때는 같은 질문에 정해진 시간을 이야기했어요. 물론 술자의 기술 차이에 따라 약간의 시간 차이는 있겠지만, 평균적인 발치 시간은 알고 있기에 별 생각 없이 정해진 시간으로 대답을 했죠.

보통 치과에서 매복 사랑니, 매복 과잉치, 뿌리만 남은 치아 등은 발치가 어렵다는 것을 알고 시작하기에, 오랜 시간이 걸릴 것을 예상하고 환자에게도 주의를 시킵니다.

반면 대구치의 경우, 포셉으로 잡을 수 있는 치관부가 있다면 발치 시간 자체는 몇 초도 걸리지 않아요. 뿌리 끝의 염증 정도에 따라 차이는 있겠지만, 보통 봉합까지 진행한다고 해도 10분을 넘기지 않죠. 소구치의 경우, 뿌리가 하나밖에 없는 치아이므로 발치가 더 간단해요. 그래서 대구치 발거는 10분 이내, 소구치 발거는 5~10분 이내로 끝날 것을 환자에게 고지했었죠.

그러던 어느 날 한 환자의 36번 치아를 빼는 데 대략 한 시간 정도의 시간이 소요되었습니다. 당시 발치를 진행했던 원장님은 평소 매복 사랑니도 30분 내외의 빠른 시간 안에 발치하는 분이었기 때문에, 36번 치아 발거가 그렇게 오래 걸릴 줄은 상상도 하지 못했습니다.

이날 36번 치아 발거가 오래 걸린 이유는 이 치아가 오래전 신경치료를 받았던 치아이기 때문이었어요. 신경치료를 받은 치아는 턱뼈와 치아뿌리가 협착되어 발치와에서 분리 자체가 어려운 상태가 되죠. 더불어 신경치료를 받은 치아는 외부 충격에 쉽게 바스러지기 때문에 술자가 포셉으로 치아 조각을 잡는 것부터 난항을 겪습니다. 잡기 어려운 치아는 당연히 뽑아내는 데 오랜 시간이 걸리겠죠.

그로부터 몇 개월 후 이번에는 신경치료를 한 치아도 매복 사랑니도 아닌 하악 소구치 발거를 한 시간 동안 진행한 경우도 있었습니다. 간단한 발치라 생각하고 점심시간 15분 전에 마취를 하고 발치를 시작했지만, 그날 술자와 협조자, 환자까지 모두 점심 식사를 하지 못했죠. 점심시간을 훌쩍 넘겨서야 거즈를 물고 진료실에서 나온 환자는, "아니, 이 빼는 데 한 시간이나 걸려요? 오늘 밥은 다 먹었네요."라며 투덜거렸죠. 쉬운 발치라고 설명을 들었던 환자는 근처 회사에서 근무시간 중 짬을 내어 치과에 방문한 상황이었거든요. 예상보다 늘어진 시간에 환자는 치과에서 말하는 주의사항은 듣지도 못한 채 전화로 직장 상사에게 상황을 이야기하느라 정신이 없었죠.

이날 하악 소구치 발거 시간이 늦어진 이유는 하악 소구치 뿌리끝 모양의 특이함 때문이었습니다. 발치란 단단한 뼈에서 더 단단한 치아를 캐내는 것이기 때문에 치아를 빼내는 길에 충분한 공간이 확보되지 않으면 쉽게 나오지 않아요. 뿌리 중간보다 크고 둥글고 두꺼웠던 뿌리 끝부분은 크기에 비해 좁은 출구로 쉽게 나오지 못하고 뼈 안쪽 공간에서 맴돌기만 했던 것이죠.

이건 사실 누구의 잘못도 아니에요. 발거할 치아가 그렇게 생긴 환자의 잘못도 아니고, 오랜 시간 발치한 술자의 잘못도 아니죠. 치과치료의 다양한 케이스 중 어렵고 힘든 경우였다고 해서 누군가를 탓할 수는 없는 일이잖아요. 단, 치료에 대한 정해진 정보를 받았던 환자는 생각보다 길어진 치료 시간을 불안해할 수 있어요. 10분이면 끝난다던 치료가 1시간 가까이 진행된다면 여러분은 어떤 생각이 들겠어요? 치과치료는 사람 몸에 행하는 의료행위이므로 환자에게 최대한 신뢰감을 주는 것이 바람직하겠죠.

치과위생사는 직접적으로 발치를 하거나 임플란트 수술을 진행하지 않지만 환자에게 진행 과정을 설명해야 합니다. 우리는 정해진 주의사항이나 매뉴얼로 얼마든지 환자에게 이야기해줄 수는 있을 거예요. 그러나 여러 번 말했듯이, 치과치료는 늘 예외의 상황이 있을 수 있습니다. 이러한 상황에 대해 우리는 술식을 진행하는 의료진으로서 사정을 이해할 수 있지만, 환자는 그렇지 않아요. 그래서 치과위생사는 반드시 정해진 틀에서 이야기하는 것이 아니라 많은 사례들을 보고 들으며 경험하는 것이 중요합니다. 정답을 말하기보다 그에 가까운 가능성을 열어두고 설명하기 위한 경험이 필요하죠. 사례들을 많이 경험해야 유연한 말하기가 가능하니까요. 사례들을 직간접적으로 많이 경험하고 알면 환자를 대하는 나의 태도는 변화할 거예요. 발거할 치아가 신경치료를 진행한 치아라면 경험에 의해 오래 걸림을 알고 있고, 치주 상태가 좋지 않아 주변 뼈가 녹은 치아를 발거하는 경우에는 발거 자체는 오래 걸리지 않지만, 염증 제거에 더 많은 시간이 걸릴 수 있음을 설명할 수 있죠. 이러한 사실을 조금 더 구체적으로 환자에게 미리 전달한다면, 환자 역시 마음의 준비를 하고 치료를 받을 수 있겠죠!

그러므로 앞으로는 45번 치아를 한 시간 동안 발거했다고 해서 술자가 실력이 없다고 치부하기 전에, 한 시간 걸린 이유를 찾아보거나 다양한 사례를 적립해 보세요. 한 시간 동안 진행된 술식에 투덜거리며 그냥 흘려보내면 힘든 시간을 경험했어도 쓸모가 없어지지만, 경험한 후 어느 부분이 차이가 있었는지 확인하고 기억해둔다면 다음에 비슷한 케이스가 있을 때 유연한 대처가 가능하잖아요! 세상에 필요 없는 경험은 없어요. 폭넓은 치과위생사가 되기 위해 여러 경험을 쌓아 둔다면, 그것은 언제나 소중한 나의 자산이 될 수 있답니다.

제 4 장

환자는 왜 이상한 말만 할까

여는 글

진상 환자를 대하는 최선의 방법은 무엇일까

치과위생사는 업무 특성상 많은 사람들을 만납니다. 치과에서는 환자라는 사람을 대상으로 업무를 진행하기에 사람과 대화를 해야 할 일이 많죠. 대부분의 환자들은 치과에서 치료를 받고 주의사항에 대한 설명을 들으면, 궁금한 부분을 질문하거나 다음 예약을 하고 집으로 돌아갑니다. 이것이 평범한 치과 업무상 대화이죠. 하지만 늘 예외는 존재하는 법. 슬프지만 치료 시작부터 치료 끝까지 집에 갈 생각보다 치과 사람들을 괴롭히려는 사람들도 존재합니다. 치과에서 말하는 이른바 진상 환자죠.

치과에서 진상 환자를 만나면 육체적으로 힘든 진료실 업무가 두 배로 힘들어지는 느낌이 들어요. 진상 환자의 무리한 요구나 어이없는 말들은 일하는 사람의 감정까지 소모시키니까요. 이런 진상 환자가 아예 방문하지 않는 치과에서 일하면 얼마나 좋을까요? 큰소리 나지 않고 평화롭게 진료에만 집중할 수 있잖아요. 하지만 안타깝게도 16년간 치과에서 일하며 제가 내린 결론은 '진상 환자가 아예 없는 병원은 없다!' 입니다. 이번 병원만은 다른 치과와 달랐으면 좋겠지만 어디를 가든 나를 힘들게 하는 사람은 한 번쯤 꼭 만나게 되더라고요.

치과에서 일한다면 한 번은 꼭 만나는 어떤 부류의 사람들. 그들을 만나기 싫다고 내가 치과계를 영영 떠날 수는 없겠죠. 어떻게든 마주하고 헤쳐 나가야 하죠. 그렇다면 아무래도 대처 방안이 있는 것이 좋지 않을까요? 여러분이 생각하는 진상 환자 대처법에는 무엇이 있을까요? 나만 아니면 괜찮으니 진상 느낌이 나는 환자는 열심히 피해 다녀 볼까요? 그러기엔 다른 선생님들 눈치가 보일 테고. 모든 직원이 달려들어 최대한 친절하게 대화해 볼까요? 그러기엔 또 다른 환자들 눈치가 보이고. 치료비용을 대폭 깎아줘 볼까요? 아무리 생각해도 이건 너무 상대가 원하는 대로 해 주는 것 같은데요. 그렇다면 같이 큰소리치며 한바탕 싸워 볼까요? 에이, 사람 입처럼 가벼운 게 또 있을까요? 이러면 불친절한 치과라고 소문내고 다닐 거잖아요. 음……, 아무리 생각해도 가장 좋은 진상 해결 방법은 옆 건물 경쟁 치과로 보내는 일인 것 같습니다. 나는 덜 고생하고, 경쟁 치과는 큰소리가 들리고. 어때요? 일석이조잖아요! 하지만 현실에서는 절대 그렇게 할 수 없어요. 단지 상상만 할 수 있을 뿐이죠.

그럼 현실적인 방안으로 돌아와서, 이번 장에서는 우리가 일하며 어쩔 수 없이 만나야 하는 어려운 환자에 대해 적어 보았습니다. 그리고 그들로부터 '나'를 지키는 방법을 찾아보고, 새로운 그들을 만들지 않으려는 방법을 적어 보았어요. 물론 치과임상 방법이 같지 않듯, 사람을 대하는 방법 역시 모두 같지 않겠죠? 그러니 제가 실제로 만난 몇 명의 환자들을 보시고, 과연 나라면 어떻게 행동했을지 꼭 한 번 생각해 보세요. 대처는 늘 그 순간을 마주하는 내가 해야 하니까요.

덧붙여 이 장의 후반에는 우리가 환자를 대하는 자세에 대해 알아보았어요. 사람 대 사람의 이야기는 꼭 일방적이지 않습니다. 우리가 환자에게 상처받듯 우리도 사람이기에 의도치 않더라도 환자에게 상처를 줄 수 있잖아요? 상대를 진상이라고 낙인찍어 평가하기 전에, 나는 어떤 행동을 했는지 한 번쯤 꼭 돌아보았으면 하는 마음에 후반부를 적어 보았습니다. 치과를 방문하는 환자는 아무리 얼굴이 익숙해지고 친해졌다고 하더라도 우리의 가족이나 지인, 친구는 아니기에 언제 어떻게 변할지 몰라요. 특히 가까웠다 멀어지는 환자들은 진상 환자로 돌아서기 쉽죠. 안 그래도 환자를 대하는 일이 어려운데, 관계가 좋았던 사람을 굳이 관계가 나쁜 사람으로 만들 필요는 없겠죠! 비록 수많은 치과 환자들 중 몇몇 사례에 불과하지만 부디 제 경험이 여러분에게 긍정적인 방향으로 도움이 되었으면 좋겠습니다. 안 그래도 힘든 사회생활인데 어렵게 돌아갈 필요 없잖아요!

19.

당신을 진상 환자로 임명합니다

치과에서 일을 하다 보면 유쾌하지 않은 환자를 만나는 일이 종종 있습니다. 치료했는데 더 아파졌다며 불만을 늘어놓는 아저씨, 점심시간에 찾아와 진료 좀 해달라고 조르는 아주머니, 소리 지르면서 우는 아이, 진료 시작 한 시간 전부터 치료해 달라는 할아버지, 치과의사가 아닌 모든 사람을 무시하는 까칠한 아가씨, 원장님을 만나기 전까지 그 어떤 이야기도 하지 않는 할머니, 개인정보라는 이유로 주민등록번호나 인적 사항, 전신질환 등 기본적인 접수도 제대로 하지 않는 청년……. 다양한 성별과 연령대의 환자들에게서 다양한 투정(?)을 쉽게 볼 수 있죠. 기왕 치과에 왔으면 웃으며 말해도 될 텐데! 조금만 약속을 지켜 주면 좋을 텐데! 치과 입장도 조금만 생각해 주면 좋을 텐데! 우리가 뭘 그렇게 잘못했다고 다들 시비를 걸지 못해 안달일까요?

우리를 힘들게 하는 사람은 피할 수만 있다면 미리 피하는 것이 가장 좋을 거예요. 그러나 치과에서 일하며 만나는 환자는 우리가 피하고 싶다고 해서 피할 수 있는 사람이 아니라는 것이 문제겠죠. 일단 환자가 우리 병원으로 들어왔다면 아무리 힘든 환자라도 최대한 친절한 얼굴로 맞이해야 하니까요. 그리고 친절하게 상대가 원하는 사항을 들어주려 노력해야 하죠. 그것이 우리의 업무 중 하나니까요. 하지만 나를 힘들게 하는 사람에게 지어내는 친절함은 무한대로 만들어낼 수 없어요. 우리는 다른 사람의 스트레스를 받아주는 기계가 아니니까요.

직장 내 업무 중 실질적으로 느끼는 감정을 숨기고 전시적인 감정으로 상대방을 대하는 노동을 감정노동이라고 합니다. 치과 직원이기 이전에 우리도 사람이기에 매일 과한 감정노동은 업무를 진행하는 데 큰 방해물이 될 거예요. 병원에서도 그 사실을 알기 때문에 치과 직원들을 괴롭히거나 일방적으로 구는 환자들, 예민한 일에도 신경을 많이 써야 하는 환자들을 분류해두죠. 환자에게 무작정 내원하지 말아달라고 할 수는 없기에 직원들이 피해를 받지 않도록 미리 차트에 표시하고 조심하도록 알려 주죠.

치과 내부에서 환자를 분류해두는 것은 꼭 나쁜 일만은 아닌 것 같습니다. 신경 써야 하는 환자들을 분류해두면 미리 대비하고 관찰할 수 있잖아요. 진상 환자 분류는 치과 직원들을 위해 치과에서 할 수 있는 최소한의 방어책이죠. 그렇다면 환자로 방문한 사람을 진상 환자로 분류하기까지 우리는 어떠한 과정을 거치고 있을까요? 한 번 만난 환자가 우리 마음에 들지 않는다고 해서, 우리 치과와 맞지 않는 환자인 것 같아서, 나의 감정을 망치는 환자인 것 같아서, 우리 치과를 의심하는 것 같아서 등등 '그런 종류의 느낌과 감정'으로 처음부터 그들을 멀리하는 것은 아닐까요?

사실 진상 느낌의 환자가 치과에서 진상을 부리는 이유를 자세히 들어보면, 그들도 나름의 고충이 있습니다. 치과가 너무 무서워 방문 자체가 스트레스였거나, 밤새 심한 통증에 시달렸을 수도 있어요. 약을 먹어도 아프고, 누워 있어도 아프고. 통증에 한숨도 못 잔 사람은 다른 누군가를 신경 쓸 여유가 없겠죠. 거기다 어쩔 수 없이 방문한 치과의 기술력은 믿을 만한지, 치료를 받으면 나아지기는 하는지, 무조건 치아를 뽑으라고 하는 것은 아닌지, 치과에서 비용을 덤터기 씌우지는 않을지 등등 아픈 와중에 걱정해야 할 일도 많죠.

이처럼 환자와 치과 사이에는 통증과 두려움이라는 상황이 존재합니다. 걱정이 많은 진상 느낌의 환자는 사실 본인이 피해 입을 상황이 두려워 소리를 내는 것일 수 있어요. 단지 본인이 힘들었던 만큼 병원에서 표현하는 방식이 다를 뿐 진짜 우리 치과 직원들을 미워해서 하는 말이나 행동은 거의 없는 것이죠. 실제 만난 환자 중 첫날 너무 심한 진상을 부렸던 환자가 다음 날 멀끔한 모습으로 방문한 사례가 있었어요. 그리고 전날 본인의 행동을 먼저 사과했죠. 그 모습을 보니 이 사람이 어제 그 진상 환자가 맞는지 다시 차트를 확인하게 되었어요. 첫째 날 주요 방문 원인을 살펴보니 치과공포증으로 치료를 미루다 심한 통증으로 어쩔 수 없이 치과에 온 환자였죠. 전날 치료로 통증이 사라지니 자신이 한 행동이 후회되어 치과에 꼭 사과해야겠다는 생각이 들었다고 했습니다. 이런 환자들은 잘 달래서 치료만 마무리 해도 평생 충성 고객으로 변하기도 해요. 그리고 주변에 우리 치과에 대해 좋은 이야기만 전하는 환자로 변하기도 하죠.

그러니 처음 만나는 상대가 나를 힘들게 한다고 해서 우리도 처음부터 상대를 똑같이 대할 필요는 없어요. 환자가 치과에서 인상을 쓰거나, 나를 무시하거나, 비협조적이라 해서 같이 인상 쓰거나 인간적으로 미워할 필요는 없는 거죠. 상대가 얼굴을 구기고 치과에 들어오는 만큼 각자의 사정이 있을 수 있거든요. 인상을 쓰면서 치과에 들어오는 이유는 단지 본인이 아파서일뿐 생전 처음 보는 사람이 미워서가 아닐 거예요. 생전 처음 보는 사람을 미워할 이유는 없으니까요. 그리고 생각해 보면 치과에 생글생글 웃으면서 들어와야 한다는 법도 없죠!

사회심리학 용어 중 '스티그마 효과(stigma effect)'라는 말이 있습니다. 흔히 '낙인효과'라고도 말하는 이 현상은 사람이 어떤 대상으로부터 부정적으로 낙인찍히거나 무시를 당하면 부정적인 방향으로 변해가는 것을 말해요. 일탈 행동은 주관적인 것이 아니라 타인이 어떻게 규정하고 인식하는가에 달렸다고 설명하는 이론이죠. 다른 사람이 자신을 긍정적으로 생각해주면 긍정적 기대에 부응하려고 노력하지만, 부정적으로 낙인찍히면 부정적인 행태를 보이게 되는 경향성을 말합니다. 이 스티그마 효과는 치과 내에서도 발생할 수 있어요.

요즘 환자들은 차트에 있는 특수한 문자와 본인만 다른 차트 색깔까지 기가 막히게 알아차립니다. 우리만의 낙인 표시를 알아차리고는 "왜 나만 차트가 다르냐"며 더 삐뚤어진 행동을 하는 환자도 있어요. 치과의 낙인을 알아차린 환자는 치료가 끝날 때까지 주의사항을 지키지 않는다거나 비용을 제대로 지불하지 않기도 하죠. 이미 진상으로 찍혔는데 말이나 행동을 조심해서 할 이유가 없다고 생각하는 거예요. 따라서 우리가 환자들을 분류할 때는 늘 조심할 필요가 있습니다.

신입 시절에는 사회생활을 잘 몰라 혼자 상처받고 혼자 화내는 일이 많았어요. 자격지심에 누군가의 한마디로 상처받을 때가 있었고, 우리가 정해놓은 원칙을 지키지 않는 사람은 상대하기도 싫었으며, 큰소리치는 사람은 무서워 다가가지도 못했죠. 당연히 우리도 직장인이기 이전에 사람이기 때문에 다른 사람에 의해 감정을 다칠 수 있는데, 아픈 사람을 직접 대하는 직업이다 보니 더 많은 배려를 하고 더 많이 참아야 한다는 생각에 답답한 마음이 들기도 하고요. 이럴 때면 우리 직업은 감정을 소모하는 일이 대부분이 아닌가 하는 직업적 회의감마저 들게 되죠. 물론 환자 스스로 본인의 진심을 다해 우리 치과를 방문할 때마다 의심하고 큰소리를 치며 치과 진료에 방해를 주는 사람까지 우리가 좋아할 필요는 없어요. 세상에 수많은 사람들 중 작정을 하고 해를 가하려는 사람까지 우리가 참고 넘어갈 필요는 없으니까요.

하지만 사람과의 충돌이 발생하고 마음이 힘들어질 때는 일단 상대에 대한 감정적 판단을 자제하는 것이 좋습니다. 직업적인 요소에 감정이 들어가면 괜한 개인 감정을 소모하는 일이 발생하거나 우리 스스로를 부정적 상황에 밀어넣는 일이 발생할 수 있으니까요. 그러니 직장에서 나를 힘들게 하는 환자를 만났을 때는 상대의 표정을 잘 살피거나 이야기를 잘 듣고, 한 발 떨어져서 생각해 보세요. 무조건 받아주는 것이 아니라 딱 한 번만 더 생각해 보면 돼요. 환자와의 대화 내용이 어땠는지, 그때 환자의 상황이 어떠했는지 등등 한 번쯤 상대 입장이 되어 보는 것이죠. 그런 후에 상대를 판단해도 늦지 않아요. 조금만 기다리면 환자의 투정이 반드시 나를 타깃으로 한 것이 아니라는 것을 알게 되는 경우도 많죠. 그러니 성급한 판단보다 한 번은 상대를 기다려주세요. 한두 번 상대를 기다리는 시간은 엉뚱한 감정 소모로부터 나를 지키는 시작점이 될 수 있습니다.

20.

내가 이 병원에 얼마를 냈는데

여러분은 치과에서 소리를 지르는 환자에 대해 어떻게 생각하시나요? 진료실 막내로 일하던 언젠가 대뜸 소리를 지르는 환자를 처음 만난 적이 있었습니다. 병원 체어에 환자들이 꽉 차 있는 날이었어요. "이 병원에 내가 얼마를 냈는데 이래?"라며 끝쪽 체어에 앉아 있던 아버님이 갑자기 소리를 질렀죠. 급하게 달려가 차트를 봤더니 대기 시간 30분을 넘겨 겨우 진료실에 들어온 환자였어요. 시간을 계산해 보니 진료실에 들어온 후에도 30분가량 그대로 방치되어 있었죠. 더 최악이었던 상황은 예약 시간에 딱 맞춰 내원한 환자였어요. 정해진 시간에 맞춰 왔는데 치과 직원 중 누구도 환자에게 다가가지 않았던 것이죠. 씩씩거리며 화를 내는 아버님을 달래느라 치과진료실 전체 업무가 마비되었어요. 원장님부터 실장님, 팀장님까지 달려와 제시간에 치료를 시작하지 못했음을 사과하고 설명해야 했죠. 수 분의 실랑이 끝에 환자는 진정하고 그날의 치료를 시작했지만, 결국 치료가 종결된 순간부터 환자는 더 이상 치과에 내원하지 않았어요. 이런 사건이 있었던 환자를 우리는 단순히 치과에서 소리를 지르는 환자로 취급하고 마무리해도 되는 것일까요? 치과에서 일부러 그런 것도 아니고, 치과진료 특성상 전 환자 치료가 늘어져 어쩔 수 없는 상황이었을 수 있잖아요. 이러한 치과 상황도 이해 못 하는 사람이라면 차라리 오지 않는 것이 좋다고 생각하고 넘기면 되는 일일까요? 그렇다면 반대로 한 시간 동안 치과 내의 많은 직원들 중 아무도 다가오지 않는 치과라면, 환자는 어떤 생각을 하게 될까요? 예를 들어, 알고 봤더니 치과에서 총 1천만 원가량의 치료를 받았던 환자라면 이 사람은 혼자 있는 긴 시간 동안 어떤 기분이었을까요? 반대로 1만 원짜리 치료를 받는 환자였다면 그냥 내버려두었어도 환자는 아무 말도 하지 않았어야 정상적인 행동인 것일까요?

제가 처음 치과에 취업할 때 임플란트 개당 수가는 180만~250만 원 정도였어요. 물론 뼈이식이나 상악동거상술 같은 추가 수술은 따로 비용을 받았고요. 당시에는 일반 환자가 임플란트 수술 한두 개만 진행해도 차트에 스티커가 붙으면서 VIP 환자로 업그레이드되었죠. 치과에서 중요한 환자를 미리 알아 두고 분류해두면 우리가 먼저 챙겨주고 대처할 수 있으니까요. 치과의 먼저 챙김은 환자의 입장에서 여러 가지로 해석될 수 있어요. 어떤 사람은 큰 비용 지불에 대한 대가를 받았다고 생각할 수 있죠. 내가 쓴 비용만큼 중요한 사람으로 대접해 주길 바랐을 수도 있으니까요. 또는 대우받는 느낌에 괜시리 기분이 좋을 수도 있어요. 치과에 갔는데 사람들이 나를 기억해 주고 사소한 것까지 챙겨준다면, 왠지 내가 중요한 사람이 된 것 같은 기분이 들게 되잖아요.

하지만 치과 직원의 친절함은 반드시 환자가 지불한 비용과 정비례하지는 않아요. 데스크에서도 비용을 많이 낸 환자라고 해서 더 빨리 진료를 봐준다거나 다른 예약 환자보다 먼저 들여보내준다거나 하는 특혜를 주지는 않으니까요. 잇몸 치료 환자의 경우에는 치과에 내는 비용은 많지 않지만, 최소 일주일에 한 번은 치과를 방문하기 때문에 환자도 치과위생사도 서로의 얼굴을 금방 알아보게 됩니다. 치과에서 일하는 우리도 사람인지라 아무리 많은 사람이 오간다 해도 자주 보는 사람의 얼굴은 익숙해지기 마련이죠.

익숙한 관계에서 나오는 우리의 친절함은 VIP 환자에게 응대하는 친절함과 크게 다르지 않아요. 환자가 이름을 말하지 않아도 접수해줄 수 있고, 차트를 보지 않아도 기억력으로 며칠 전 받았던 치료가 불편하지는 않았는지 미리 물어볼 수도 있죠. 진료실에 들어가기 전에 환자의 얼굴만 봐도 입안 상태를 알고 있으니까요. 굳이 의도하지 않아도 환자가 중요한 사람이라는 느낌을 받을 수 있는 행동을 자연스레 할 수 있죠.

그러나 이런 상황은 치과에서 일을 하는 사람의 생각일 뿐 치과에 방문하는 환자들은 다르게 느낄 수 있어요. 방문객마다 응대 방식이 다른 치과 직원들을 보며 누군가는 다른 생각을 할 수 있죠. 나는 모르면서 다른 사람은 아는 척을 하는 모습에 그 환자는 특별한 무언가가 있다고 생각할 수 있어요. 다른 환자는 이름을 말하지 않아도 알아서 접수까지 해 주던데, 나는 알아보기는커녕 무표정한 얼굴로 이름을 묻는다면 환자 입장에서 서운한 감정이 들 수도 있죠. 치과 직원과 친해 보이는 사람이 치과 직원과 친하지 않은 나보다 늦게 왔지만 먼저 치료를 받지는 않을까 촉각을 곤두세우고 있을 수도 있어요. 나를 알아봐주는 것까지 바라지 않지만, 차별받기를 원하는 사람은 없으니까요.

어떤 상황이든 세상에 푸대접을 원하는 사람은 없습니다. 내가 옷가게에 들어가 옷을 사려 할 때 점원이 너무 가까이 다가오면 불편하지만, 정작 아무도 신경 쓰지 않으면 불친절한 가게라고 생각하게 되죠. 치과에 내원하는 환자도 마찬가지예요. 무조건 옆에 붙어서 VIP 대우를 해달라는 것은 아니지만, 방치되는 시간이 길어질수록 불만이 쌓이게 되죠. 환자의 불만족스러운 시간은 소외감을 넘어 푸대접을 받는다는 느낌까지 들게 할 수 있어요.

특히 환자로서 할 일을 다 했는데도 챙김을 받지 못한다면 환자는 서운한 마음이 들게 되죠. 게다가 치과치료는 진료 비용이 환자 감정에 미치는 영향도 있습니다. 치과는 아직도 비싸다는 인식이 많기 때문에 환자가 바라보는 치과의 대처에는 비용에 대한 생각도 한몫 들어 있죠. 치과에 비용을 많이 낸 환자라면, 이만큼 돈을 냈는데도 아무도 신경 쓰지 않음에 당연히 화가 나고 서운할 거예요. 그렇다고 저렴한 치료를 받은 환자는 치과 직원들의 무신경을 무조건 받아들일까요? 아마 그런 사람은 거의 없을 거예요. 오히려 내가 돈을 많이 내지 않아 치과에서 의도적으로 나를 푸대접하고 있다고 생각하면서 화를 낼 수도 있죠.

치과의 푸대접은 환자에게 섭섭한 마음을 넘어 상대적 박탈감까지 느끼게 할 수 있어요. 상대적 박탈감은 평균치와 자신의 처지를 보고 그 사이에서 느끼는 소외감을 일컫는 말이에요. 치과에서는 실제로 환자를 무시하지 않았고, 비용의 차이로 환자를 대한 것이 아닌데도 보이는 행동만으로 충분히 박탈감을 느끼게 할 수 있죠. 박탈감을 느낀 환자는 결국 치과에서 큰소리를 치는 진상 환자로 돌변하게 되는 것이고요.

치과 내에서 불만이 가득한 환자의 큰소리는 늘 대비하지 못한 순간에 일어납니다. 하지만 또 늘 대비할 수 있는 순간들이 있었을 거예요. 사람에게서 오는 불만은 사람에 대한 관심만으로 충분히 해결되기도 합니다. 치과위생사는 치과 내에서 '우리가 당신을 신경 쓰고 있음'을 가장 쉽게 표현할 수 있는 위치에 있어요. 치과위생사가 직접 치료를 진행하지는 않지만, 환자의 가장 가까운 곳에 있기 때문에 치료에 관한 것뿐 아니라 환자에게 관심을 주는 대화도 주고받을 수 있으니까요. 전에 받았던 치료는 괜찮았는지를 물어보는 것뿐 아니라, 식사를 했는지 물어보거나 옷차림새를 칭찬한다거나 날씨에 대해 말하는 등 일상적인 이야기를 나눌 수 있어요. 환자가 치과의 불친절을 느끼고 있는 것 같다면 환자 혼자 주변을 둘러보며 푸대접이라 느낄 수 있는 빈 시간을 주지 않는 노력을 하는 것이죠. 내가 원하지 않는 누군가의 행동은 상대도 원하지 않는 행동일 수 있어요.

내가 만약 방치된 환자라면 어떤 생각을 하게 될지를 한 번만 생각해 보세요. 그리고 적절히 미리 대처할 수 있는 방법을 실행해 보면 되죠. 치과방문 환자들이 관심을 원한다고 해서 엄청나게 특별한 대접을 원하는 것은 아니에요. 환자의 큰소리는 본인만 생각해서 지르는 행동 같아 보여도 나'만' 신경 써 달라는 말이 아닌 나'도' 신경 써 달라는 표현일 테니까요.

21.

환자는 왜 이상한 말만 할까

'우리'라는 단어는 나를 포함한 여러 사람을 가리키는 대명사입니다. 우리나라 사람들은 '우리 엄마(our mother)', '우리 아빠(our father)', '우리 남편(our husband)', '우리 식구(our family)' 등 외국어로 생각해 보면 존재하지도 않는 이상한 단어를 사용하죠. 하지만 우리라는 말을 자주 사용하는 우리끼리 듣기에는 전혀 이질감이 없는 표현입니다. 관계주의 한국 문화에서 '우리'라는 개념은 특별하죠. 어떤 사람이 나와 친밀한 관계임을 나타낼 때 '우리'라는 말을 붙여 사용하기도 하니까요. 치과에 방문하는 환자들 중에도 치과와 치과 직원들을 대할 때 '우리'라는 개념으로 접근하는 환자들이 있습니다. 이런 환자들은 단순히 '치과'의 개념을 넘어 '우리 치과'에 있는 '우리 치과 선생님'으로 치과 사람들을 대하죠.

우리 치과에 대해 친밀감을 가진 환자는 치과에 대해 많은 것을 알고 있다고 생각합니다. 실제로 몇 개월 만에 치과를 방문했어도 직원들의 변화나 미미한 비용의 변화를 민감하게 알아차리죠. 새로운 치과 장비나 새로

들여온 화분 개수까지 먼저 확인하고 물어보기도 합니다. 심지어 직원들의 헤어스타일 변화를 알아차리거나 원장님이 좋아하는 음식까지 알고 있는 환자도 있어요. 치과의 세세한 변화를 알고 있는 환자는 그만큼 치과에 대해 많이 기억하고 관심을 표현하려 합니다. 이런 환자들의 애정 어린 관심은 좋은 방향으로 이어지면 좋겠지만, 가끔 환자와 치과 관계의 경계선을 넘는 환자도 있죠.

처음 보는 직원과 은근한 기 싸움을 한다거나, 신입 직원에게 처음이라 잘 모르는 것이라며 오히려 규칙을 알려 주는 분들이 그런 환자죠. 병원 물건 좀 아껴 쓰라며 잔소리하는 환자도 있고, 화분이 다 죽어간다며 화분 관리 좀 잘하라는 환자도 있어요. 잠시 짬을 내 쉬고 있는 직원들을 보면 직원들을 다 내보내야겠다느니, 앉아만 있어도 월급을 주는 원장님은 천사라느니 등등 직원들이 듣기 불편한 이야기를 서슴없이 하는 환자도 있고요.

이렇게 조언도 충고도 아닌 종류의 말은 기본적으로 듣는 사람의 기분을 상하게 합니다. 아마 생각해 보면 우리 주변의 지인들 중에서도 있을 수 있어요. 친하다는 이유로 친해질수록 말을 험하게 한다거나, 의도하든 의도하지 않든 상대를 우습게 여기는 단어를 사용하는 사람들이 있죠. 이런 류의 말은 내가 친하다고 생각하는 사람이 해도 상처를 받게 되는데, 나와 깊은 관계도 아닌 환자가 불편한 말을 한다면 그것만큼 짜증나는 일이 어디 있겠어요. 환자만 아니면 볼멘소리로 한마디 하고 싶어지겠죠. 굳이 왜 기분 상하는 한마디를 해서 가만히 있는 사람을 기분 나쁘게 하는지 도저히 이해가 안 갈 때가 있을 거예요.

예약제로 환자의 치료를 진행하는 치과는 겉보기에 편해 보일 수 있지만 실상은 다르죠. 생각보다 잡일이 많고, 몸을 써서 처리해야 하는 일들이 하루에 수십 가지입니다. 갑자기 내원하는 환자 때문에 시간 계획이 틀어지면 몸이 열 개라도 모자란 사람처럼 일하기도 하고, 생리적인 현상까지 참아가며 떠밀리듯 일을 하는 날도 있죠.

그러나 환자는 이러한 우리 치과의 진짜 속사정까지 전부 알고 있지 않아요. 직원이 얼마큼 바빴는지, 업무가 언제까지 이어지는지, 어떤 일을 하는지 알 수 없죠. 본인이 치과에 방문해 직접 본 상황 이외의 것은 모르는 게 당연하고요. 이처럼 상대의 상황을 모를 때 던지는 말들은 단지 '우리 치과'에 환자가 없는 상황이 속상한 것일 수 있어요. 특별한 주인의식으로 '우리 치과'니까 잘됐으면 하는 바람에 뱉어버린 말일 수도 있고요. 또는 환자가 치과 직원들과 나름 친하다고 생각해서 별 뜻 없이 표현했다거나, 자신을 치료해 주는 원장님과 친해지기 위한 수단으로 말했을 수도 있어요. 관계 속에서 관심을 받고 싶거나 치과에서 내가 특별함을 알리고 싶어 하는 목적으로 말했을 수도 있죠.

치과 직원들은 환자가 우리 일을 모르는 것처럼 환자가 왜 우리의 기분을 상하게 할 만한 이상한 말을 했는지 그 숨겨진 의도까지 모두 알 수는 없어요. 내 사정을 모르는 사람이 나를 부정한다는 것은 썩 유쾌한 일은 아니지만, 상대가 어떤 생각을 하고 어떤 말을 하는지 일일이 따지는 데 시간과 열정을 쏟을 필요는 없죠. 의미도 모를 일에 내 감정을 낭비할 필요는 없으니까요.

우리가 누군가에게 느끼는 좋아하거나 싫어하는 감정은 각자의 자유입니다. 인간은 감정의 동물이기 때문에 상대에 대한 감정을 순간순간 느낄 수 있죠. 하지만 일에 대한 기준이 나의 감정이 되어서는 안 됩니다. 순간의 감정이 환자와의 관계 또는 직무 결과에 어떤 영향을 줄지 아무도 알 수 없으니까요.

또한 사람은 그날그날의 기분에 따라 상대방의 말을 다르게 듣기도 합니다. 같은 사람이 하는 평범한 말도 평소와 다르게 귀에 맴돌 때가 있듯이, 지금 내 감정이 우울하거나 몸이 힘들 때는 좋은 소리도 싫게 들릴 때가 있잖아요. 상대방의 말이나 행동은 내가 어떻게 보는지에 따라 다른 결과를 가져오죠. 상대방의 표현을 긍정적으로 받아들이면 쓴소리를 들어도 거부감 없이 그러려니 듣게 되고, 부정적으로 받아들이면 칭찬도 비꼬는 말로 들리니까요.

그러므로 잠시 다녀간 환자의 기분 나쁜 말에 그날의 내 감정을 빼앗길 정도로 집중할 필요는 없어요. 일을 하면서 경험하는 속상한 기분은 단지 업무상 받는 스트레스 정도로 넘기는 여유가 필요하죠. 하지만 사실 우리도 사람인지라 업무적 속상함과 내 감정을 칼로 무 자르듯 구분할 수는 없죠. 사회생활을 나름 10년 넘게 한 저 역시 확실한 구분은 아직 힘들거든요. 이럴 때 일을 하면서 받는 속상함은 내 감정이 되기 십상이죠. 내 감정과 상관없던 속상함이 내 감정으로 옮겨와 우울한 기분을 느끼게 하니까요.

이런 일이 없으면 좋겠지만, 이미 듣게 된 말을 어떻게 못 들은 척 넘길 수 있겠어요. 하지만 한 번 더 생각해 보면 다른 사람의 말버릇까지 우리가 어떻게 할 수는 없어요. 상대방이 무심코 던진 말을 전부 교정해 주고, 그렇게 하면 어디 가서 욕먹는 사람이 된다고 가르쳐줄 수는 없잖아요. 그래서 어쩔 수 없이 느끼는 업무적 속상함과 내 감정은 잘 구분하려는 노력이 필요합니다. 우리가 할 수 있는 일은 벌어진 상황에서 최대한 내 감정을 지켜 내는 것뿐이니까요. 상대방이 쉽게 던진 돌 같은 말에 맞았다 해도 거기에 너무 큰 의미를 부여하지 않으면 돼요. 내 감정과 상관없는 업무적 속상함에 내 감정을 섞지 않으면 두 가지 감정이 충돌할 일도 없으니까요.

단지 업무적으로 나를 속상하게 하는 환자가 치과에 다녀갔을 때는 '그런 사람이 왔을 뿐이야.'라고 생각하면서 넘기면 돼요. 환자가 쉽게 던진 말은 가볍게 듣고 넘기면 됩니다. 환자들에게서 듣는 많은 기분 나쁜 이야기들로부터 나를 지키는 연습을 해 보세요. 순간 상한 기분으로 내 일을 망칠 필요는 없으니까요. 그리고 잊지 않았으면 하는 것은 치과임상에서는 기분 나쁜 말보다 좋은 말을 해 주는 환자들이 더 많아요. 친분이 적은 사람에게 굳이 나쁜 말을 골라 하는 사람은 많지 않죠. 상대 역시 그럴 필요가 없으니까요. 그러니 어쩌다 지나치는 한순간의 한마디는 단순한 해프닝일 뿐 내 일상이 아니니 내 직업을 부정적으로 고찰해 보거나 스스로를 하찮게 생각하지 마세요. 그런 일로 괜한 스트레스를 받을 필요는 없는 것이죠. 예상치 못한 일이 발생할 때는 걱정이나 부정적인 마음보다 차분한 대처법을 생각해 보세요. 일을 할 때 감정을 구분하는 데 한결 수월해질 테니까요.

22.

단지 하나만 바꿨을 뿐인데

치과위생사는 치과에서 환자의 이야기를 듣기도 하지만, 환자에게 여러 가지 이야기를 해야 할 때도 있습니다. 기본적으로 치과에서 치료를 마친 환자에게 주의사항을 설명하거나 치료방법 등을 말해야 하죠. 간혹 치과치료에 대해 너무 걱정하는 환자를 안심시켜야 하는 말을 해야 할 때도 있고, 때에 따라 환자의 습관을 바꾸기 위한 말하기를 해야 할 때도 있어요. 신입 치과위생사의 경우에는 처음부터 환자와의 말하기가 어려울 수 있습니다. 모르는 사람과의 대화를 어떻게 이어가야 할지 막막하기만 하죠.

그래도 처음부터 대화 자체를 두려워할 필요는 없어요. 우리가 환자에게 전달할 사항은 일반적인 대화가 아니라, 전문가의 위치에서 치료에 관한 사항을 전달하는 것이기 때문에 알고 있는 내용을 편하게 설명해 주면 되죠. 전달할 사항은 이미 알고 있는 내용이기에 머릿속으로 몇 번 정리한 뒤 이야기하면 됩니다. 관련 치료 내용을 제대로 전달하는 말하기 기술 늘리는 방법은 손으로 일하는 치과 기술 늘리는 방법과 크게 차이가 나지 않아요.

많이 경험하고 자주 해볼수록 실력이 향상되죠. 비슷한 술식을 마친 환자에게 전달하는 대화 내용은 그 내용이 비슷비슷하기 때문에 여러 번 자주 시도할수록 나만의 멘트가 늘어나고 편안한 대화가 가능해지죠.

그러나 전문가 말하기를 할 때 우리는 몇 가지 주의할 사항이 있습니다. 사람과의 말하기 자체는 쉬운 행동일 수 있지만, 사람은 평소 하던 대로 대화하려는 습관이 있기 때문에 나도 모르는 사이에 자주 사용하는 단어나 어투로 환자를 대하는 경우가 발생하기도 하거든요. 환자와의 대화는 직업적으로 해야 하는 업무이므로 평소 습관대로 진행할 경우에는 우리 의도와 다르게 전달될 수 있어요. 말이란 상대에 따라 같은 단어, 같은 어투라도 서로 다르게 받아들일 수 있으니까요. 물론 모든 환자, 모든 사람에게 단어 하나하나 신경을 곤두세우며 말하기 자체에 스트레스 받을 필요는 없어요. 하지만 평소 나의 단어 선택과 대화 방식을 한번쯤 생각해 보고 말하기에 신경 쓸 필요가 있다는 것이죠.

먼저 환자와의 말하기에는 최대한 부정적인 단어를 피하는 것이 좋습니다. 환자와의 대화에서는 전문가로서 유창하게 해내는 것도 중요하지만, 사람을 상대하는 것이기에 애초에 상대가 기분 나쁠 만한 말을 하지 않는 것도 중요해요. 이따금씩 우리는 친한 사람과의 대화에서도 부정적인 말은 거슬리거나 듣기 싫어질 때가 있잖아요. 그런 대화를 한참 하고 집에 와 가만히 생각해 보면 영 기분이 찜찜해지죠. 한참을 이야기했는데, 이 이야기가 나를 비꼬는 말이었는지 내가 잘못했다는 말인지 한참 생각하게 되니까요. 이는 전문가의 말을 듣는 환자도 마찬가지입니다. 주의사항이든 권고사항이든 나를 위해 하는 말이든 들을수록 내 기분이 상하는 상대의 부정적인 말은 더 이상 듣기 싫어질 수 있죠.

"이 부분은 이렇게 닦으시면 안 되고요, 여기는 하나도 안 닦였죠? 이렇게 하시니까 양치가 안 되죠."

치과위생사들은 환자들과 거울을 보며 칫솔질 교육을 할 때 이런 말을 흔하게 사용합니다. 상대의 잘못된 습관을 고치려면 제대로 되지 않는 부분을 지적하며 환자가 스스로 고칠 수 있도록 해야 하니까요. 이런 대화는 환자가 좋은 습관을 들일 수 있도록 도와준다는 것 자체로 뜻깊은 일일 수 있습니다. 하지만 단어를 곱씹어 생각해 보면, 묘하게 환자의 기분을 상하게 할 수 있는 요소가 있어요. 안 된다, 하지 말아야 한다 등의 온통 부정적인 말들은 마치 환자가 양치를 전혀 안 하거나 못하는 사람으로 몰아가는 논쟁적 뉘앙스를 풍기니까요.

만약 상대가 정말 일 년에 한두 번밖에 양치를 안 하는 사람이었다 하더라도 한 번도 안 한 것처럼 상대를 비난한다거나 제대로 하지 못하는 사람 취급을 하면 이를 기분 좋게 받아들일 사람은 없어요. 이야기를 듣고 있는 환자는 어쨌든 자신만의 방법으로 양치를 하고 있을 테고, 나름의 방법으로 무언가 하고 있었을 수 있잖아요. 그런 환자의 평생 습관을 굳이 부정하면서 이야기를 시작할 필요는 없어요. 아무리 부드러운 말투나 목소리를 사용한다 해도, 또는 상대방을 깎아내릴 의도가 아니었다고 해도 상대방이 평생 해온 행위나 자존심을 무너뜨릴 만한 단어를 사용한 것 자체로 상대는 기분이 상할 수 있죠. 지적만 하는 사람의 말을 기쁘게 받아들일 사람은 없을 테니까요.

치과 내에서 우리의 환자 교육 목표는 상대의 행동 변화에 있습니다. 매번 상대를 기쁘게 하며 말을 할 필요는 없지만, 최소한 기분이 상하지 않았을 때 환자는 우리의 말에 귀를 기울이게 되겠죠. 따라서 상대가 우리의 말에 집중하게 하기 위해서는 부정적인 말보다 상대가 잘하는 것을 먼저 인정해 주며 긍정적 대화를 시작해볼 수 있습니다. 양치 교육을 할 때 "이 부분이 굉장히 잘 닦였네요. 여기를 닦을 때처럼 다른 부분도 닦아주시면 훨씬 깨끗하게 치아를 관리하실 수 있을 것 같아요."처럼 상대의 행위를 먼저 칭찬하는 것이죠. 칭찬은 고래도 춤추게 한다는 말이 있잖아요. 같은 말이라도 상대방을 인정해 주는 말을 먼저 하면서 습관을 개선시키는 말을 한다면 상대는 조금 더 우리의 말에 귀를 기울이게 될 거예요. 인격 발달상으로도 보수나 칭찬의 말 등은 승인의 욕구를 만족시킬 수 있습니다. 그러므로 대화에 칭찬과 긍정적인 말을 먼저 시도해 보세요. 이러한 말하기는 처음 시도가 어려울 수 있지만, 몇번 시도해 보면 상대가 어떤 단어에 긍정적인 반응을 하는지 금방 알 수 있습니다. 이는 나의 상황과 비교해 보아도 쉽게 눈치챌 수 있죠. 대화 전 내가 상대 입장이라면 어떨지 한 번만 고민하고 이야기해 보세요. 더 좋은 단어를 선택하여 환자를 긍정적으로 변화시킬 수 있다면 그 단어는 나만의 능력 있는 업무 멘트로 발전시켜 나갈 수 있을 테니까요.

다음은 환자를 탓하는 말하기에 대한 이야기입니다. 치과치료를 마친 환자들은 치료 후 우리가 설명하는 주의사항을 얼마나 잘 이해하고 제대로 지키려고 노력할까요? 치과에서는 주로 환자와 일대일로 주의사항을 설명하기 때문에 환자가 더 집중해서 주의사항을 잘 지킬 것이라고 생각합니다. 하지만 의외로 아픈 치료를 마치고 정신없는 상태의 환자는 상대의 말하기를 제대로 듣지 못할 수 있습니다. 또는 듣기는 하지만 건성으로 넘긴다거나 한 번에 쏟아지는 주의사항을 의도치 않게 기억하지 못하는 경우도 있죠. 발치 환자에게 치아를 뺀 곳을 건드리지 말라고 말했는데도 혈병을 빨아내 건성 발치와 상태로 다시 내원하는 환자가 있고, 혀로 발치 부위를 계속 건드려 실밥이 풀린 채 내원하는 환자도 있어요. 약은 안 아파서 더 이상 먹지 않았다고 말하는 환자도 있고, 얼음찜질을 일주일 내내 아플 때마다 하는 환자들도 있으니까요.

이처럼 환자가 주의사항을 제대로 지키지 못해 생기는 후속 치료는 치과 입장에서는 답답할 수밖에 없습니다. 분명 하지 말라는 주의사항을 전달했는데도 굳이 그런 행동을 해서 문제가 생기는 환자를 보면 안타까운 생각이 들죠. 하지만 이때 내가 아무리 안타까운 마음이 들더라도 주의사항을 지키지 못한 환자를 탓하는 듯한 말하기는 좋지 않아요. 흔한 예로 담배의 경우가 그렇습니다. "담배 하셨죠? 담배 피우시니까 피가 계속 나죠."

흡연이 치과치료에 도움이 전혀 되지 않는다는 사실은 아마 대부분의 사람들이 알고 있을 거예요. 이는 발치 후 담배를 피우는 당사자도 알고 있겠죠. 하지만 지금까지 해온 습관대로 담배를 다시 피우는 것뿐이에요. 우스갯소리로 담배 끊는 독한 사람과는 상종을 하지 말라는 이야기가 있잖아요. 그만큼 흡연 습관은 지독한 것이죠. 하지만 이를 뺐다는 이유 하나만으로 당장 금연할 수 있는 사람이 몇이나 될까요? 물론 이번 치과치료가 환자의 금연 계기가 된다면 너무 좋겠지만, 치과치료 한 번으로 수십 년간 지속되어온 환자의 습관을 바꿀 수는 없습니다. 그런 사람에게 핀잔을 주며 탓하는 말을 해봤자 달라지는 것은 없어요.

흡연으로 인해 발치 부분이 제대로 아물지 않았어도 환자 탓을 하는 말은 오히려 환자를 언짢게 만들 수 있죠. 잘못을 지적할수록 환자는 인정하지 않으려고 할 테니까요. 이럴 때는 환자를 탓하는 말하기보다 '주의사항은 환자의 건강을 지키기 위한 기본 수칙'임을 알려 주는 편이 나을 수 있어요. 환자의 습관은 존중하지만, 그 습관은 환자의 건강에 도움이 되지 않는다는 사실 정도만 상기시켜 주는 것이죠. 몸에 해로워도 유지한 내 습관에 대해 누군가 하는 잔소리는 싫어도, 내 습관을 인정해 주며 나를 위하는 것 같은 상대의 말은 누구든 한번쯤 다시 듣게 되니까요.

마지막으로 간혹 치과치료를 받은 후에 치아가 더 아파졌다며 의심스러운 눈초리로 병원을 대하는 환자와 말하기에 대한 이야기입니다. 이러한 환자들은 이미 치과에서 많은 치료 사례와 예후를 말해 주었지만, 스스로 불안함 때문에 시간마다 치과로 전화해 본인의 증상을 설명하려고 합니다. 또는 답답한 마음에 다음 날 새벽부터 병원을 다시 찾는 환자들도 있죠. 분명 이론과 사실을 확실히 여러 번 전달했어도 한번 치과를 의심한 환자는 그 끝이 없습니다. 이럴 때 치과에서 일하는 우리는 환자에게 답답함을 느끼죠. 우리는 치료 예후에 대해 이론적으로 알고 치료기간이 지나고 나면 괜찮아짐을 알고 있으니까요. 하지만 치료 당사자에게 일어난 계속될 것만 같은 통증은 다른 수억 명의 환자들에게 일어난 통계와는 전혀 다른 일로 느껴질 수 있어요. 통계는 통계일 뿐 100% 확률로 낫는 치료는 없잖아요. 혹시 일어날지 모르는 0.001%의 일이 본인에게 발생했을지 모른다는 불안함은 환자에게 중요한 느낌일 수 있는 것이죠. 그런 사람을 아무렇지 않게 취급한다거나 또다시 이론과 예후를 설명한다고 해도 자세히 들을 리가 없겠죠. 본인에게 일어난 일은 우리의 설명과는 분명히 다른 특별한 일이니까요.

이럴 때는 굳이 환자와 논쟁할 필요 없이 상대의 이야기를 모두 들어주는 것도 방법이 될 수 있습니다. 치과에서 일을 하다 보면, 우리는 자신도 모르는 사이에 환자에게 설명하는 행위가 익숙해지게 되죠. 그래서 환자의 이야기를 듣기보다 환자에게 상황을 먼저 말하려는 습관이 생기기도 합니다. 이 습관이 환자의 불편함을 불만으로 변화시킬 수 있어요. 치료가 불안한 환자는 자신의 상황이 특별한 것은 아닌지, 왜 이런 증상이 있는지를 설명하고 싶은데, 치과에서 계속 치과 상황만 이야기한다면 기분 좋을 환자는 없을 테니까요. 그러니 치료를 의심하거나 걱정이 많은 환자의 경우에는 일단 어떤 부분이 걱정되는지를 먼저 물어보고, 천천히 이야기를 들어보세요. 그 후에 다시 사실을 명확하게 알려 주되, 이전보다 부드럽고 다정한 말투를 추가하면 더욱 좋겠죠.

치과에서 전문가들의 정확한 말하기는 확실히 상대를 안심시킬 수 있습니다. 전문가는 환자의 입안 상태를 보다 객관적으로 명확하게 알 수 있는 사람들이니까요. 이 사실은 환자도 알고 있습니다. 그래서 전문가의 말을 들으려 하는 것이죠. 하지만 환자도 각자가 생각한 치료 방향과 치유 기간이 있을 수 있어요. 그런 환자와는 논쟁을 하기보다는 환자의 마음을 이해해 주고 공감해 주는 말투를 사용해 천천히 인지할 수 있도록 시간을 두고 다가가는 것이 좋겠죠. 환자의 특별한 생각을 먼저 인정해 주고, 그다음에 사실을 전달하는 거예요. 그렇다면 날이 서 있던 환자라고 해도 조금은 마음이 누그러질 수 있어요. 이미 환자는 자신의 특별함을 치과에 충분히 전달했으니까요.

대화는 서로의 이야기를 전달하는 행위입니다. 이야기는 마음속에 있는 생각을 남에게 전달하는 말이죠. 말은 누구나 쉽게 내뱉고 쉽게 사용할 수 있어요. 하지만 이미 내뱉은 말을 주워 담거나 취소할 수는 없죠. 이는 치과를 방문하는 환자나 치과에서 업무를 하는 우리나 모두 같은 상태예요. 매일 상대가 듣기 좋은 말만 할 수도 없지만, 그렇다고 굳이 서로 불편해질 필요는 없잖아요! 생각 없이 내뱉은 환자의 말에 우리가 상처받을 수 있듯, 우리가 생각 없이 뱉은 말이 환자에게 상처를 줄 수도 있다는 점을 꼭 기억해두세요. 말 한마디로 천 냥도 갚는다는데, 말 한마디로 빚을 질 필요는 없으니까요.

꼭 기억하세요!

언어 습관 바꿔보기

평소 사용하는 줄임말이나 은어 사용, 아기 같은 말투도 약간 신경 써야 할 부분입니다. 20대 초반의 신입 치과위생사들은 겉보기에도 어린 티가 나죠. 그런 사람이 아이 같은 말투를 사용한다거나 요즘 친구들이 사용하는 줄임말을 사용하면, 환자에게 전달되는 전문가적인 신뢰도가 떨어질 수 있습니다. 그러니 평소 사용하는 단어를 대체할 수 있는 단어는 미리 생각해두거나 말투를 신경 써보는 것이 좋아요. 전문적인 내용 뒤에는 '~합니다', '~습니다' 같은 마무리를 해 주면 조금 더 전문적인 느낌을 전달할 수 있죠. 말하는 버릇은 쉽게 고쳐지지 않아요. 하지만 나의 습관은 내가 신경 쓸 때 비로소 바꿀 수 있는 여지가 생깁니다.

환자 이해하기

본문에 제시한 말하기 방법이 확실한 방법인 것처럼 말했지만, 사실 환자를 대하는 말하기에는 정답이 없습니다. 세상에는 수많은 사람들이 있고, 또 그들 각자의 다양한 생각들이 있기 때문에 정형화된 정답은 찾기 어려워요. 다만 대화하기 전에 상대방은 어떤 생각을 하고 있는지, 어떤 성향의 사람인지를 먼저 생각해본 후에 대화에 임하는 것이 중요할 수 있죠. 상대방을 먼저 생각하고 배려하는 것만으로도 좋은 대화를 이어나갈 수 있는 바탕이 될 수 있으니까요.

23.

어머니! 틀니 가져가셔야죠

치과에서 일하는 치과위생사는 치과 곳곳에서 환자와 이야기하게 됩니다. 진료실에서는 환자에게 진료 이야기를 해 주고, 데스크에서는 데스크 상황에 맞는 대화를 나누죠. 치과위생사 업무를 진행하는 데에는 환자와의 대화가 반드시 필요합니다. 그런데 우리가 상대와 대화를 할 때 그 사람만 들리도록 말을 하는 것은 아니죠. 우리가 말하는 소리는 작게는 가까이 있는 사람에게, 크게는 멀리 있는 사람에게까지 들릴 수 있어요. 그렇다면 우리는 치과 내에서 환자와 말을 할 때 주변을 얼마나 살펴볼까요? 그리고 우리와 이야기를 나누는 환자는 주변 사람들을 얼마만큼 신경 쓰며 살펴볼까요?

환자들은 치과에 오면 평소 하지 않던 긴장을 합니다. 치과에서 환자들이 얼마나 긴장을 하는지는 진료실에 조금만 있어도 바로 느낄 수 있어요. 치료가 끝나면 진료실에서 도망치기 바빠 개인 물품을 두고 그냥 나가는 환자들이 많거든요. 지갑이나 가방을 놓고 가는 것은 예삿일이고, 안경이나 틀니처럼 일상에 꼭 필요한 몸의 일부(?)를 놓고 나가는 경우도 많습니다. 특히 틀니는 진료를 받을 때 입안에서 제거한 상태로 치료를 받기에 브라켓 테이블에 두고 나가는 환자가 생각보다 많아요. 심지어 치과에 두고 간 줄도 모르고 집에까지 갔다가 식사 직전에 찾으러 오는 환자들도 비일비재하죠. 이런 일이 일어나지 않게 하려면 치료를 진행한 치과에서 환자가 개인 물품을 두고 가지 않도록 끝까지 주의해서 챙겨야 합니다.

3년 차쯤, 진료실에서 한창 일하던 때였습니다. 그날도 평소처럼 치과에는 여러 환자들이 진료를 받고 있었죠. 그중 저는 부분틀니를 장착하는 환자 어시스트를 서게 되었어요. 오랜만에 내원한 어머님은 틀니 조정부터 스케일링까지 한 번에 많은 치료 진행해야 했죠. 긴 시간 진행하는 치료는 술자와 협조자도 힘들지만, 아마도 환자가 가장 힘들 거예요. 긴장하는 시간이 길어지는 만큼 체력 소모가 늘어나니까요. 역시나 이번 환자도 한 번에 치료해달라고 말은 했지만, 예상외로 길어진 치료 시간에 고단해 하셨죠.

어머님은 힘든 치료가 끝나자마자 기다렸다는 듯 옷가지를 챙겨 대기실로 걸음을 옮겼어요. 대화할 틈도 없이 대기실로 나간 환자는 브라켓 테이블 위에 틀니를 그대로 두고 나갔죠. 체어를 정리하던 저는 주섬주섬 옷을 입으며 대기실로 향하는 환자를 큰소리로 불렀어요. "어머니, 틀니 놓고 가셨어요!" 그리고 멈춰선 환자에게 틀니를 전달했어요. 이전에도 틀니를 두고 가신 적이 있던 환자는 쑥스러운 듯 웃으며 틀니를 받으셨죠. 그리고 잠시 후 저는 원장님 방으로 호출되었습니다.

원장님도 그 환자가 지난번에 틀니를 놓고 가신 것을 알고 계셨어요. 이번에는 잊지 않고 환자의 물건을 챙겨준 덕분에 오늘은 다시 안 오셔도 되겠다며 웃으셨죠. 그리고 틀니를 전달할 때 대기실에 환자가 몇 명이 있었는지 알고 있냐는 질문을 하셨어요. 갑작스러운 질문에 저는 잘 모르겠다고 대답했죠. 진료실 업무에 정신없었는데 대기실 환자 수를 세고 있을 일은 없으니까요. 당황하는 저를 보며 원장님은 나지막이 말씀하셨어요. 이제 대기실에 있는 사람들은 그 환자가 틀니를 착용한다는 사실을 다 알게 되었다고요.

그동안 치과에서 일했던 경력이 무색하게 한 번도 생각해본 적 없는 일이었습니다. 그리고 지금까지 치과에서 대수롭지 않게 했던 제 말과 행동이 불특정 다수에게 보이고 들렸을 것이라는 사실을 깨달았어요. 환자에게 틀니를 건네는 일이 익숙한 저는 여러 사람들에게 환자의 입안 상황을 떠들고 다닌 사람이었던 것이죠.

어릴 적 저희 할머니께서 모두가 자는 한밤중에 화장실에서 조용히 틀니를 닦아 품에 챙겨 방으로 들어가시는 모습을 본 적이 있어요. 틀니가 뭔지 몰랐던 저는 다음 날 할머니에게 입에서 뺀 물건은 무엇이냐고 여쭤보았어요. 할머니께서는 더럽고 창피한 것이라고만 대답하셨죠. 생각해 보니 치과 환자들 중 아내에게 창피해 말도 못 하고 몰래 임플란트 치료를 받는다는 중년 남성분도 계셨고, 교정을 하면 웃을 때마다 보이는 교정장치가 스트레스라며 몇 년간 교정 진단만 받고 치료는 시작도 못 하던 여성 환자도 있었죠. 치과치료에 대해 누군가는 별것 아니라고 생각하겠지만, 누군가는 굉장한 수치심을 느낄 수 있어요. 남들에게 절대 알리고 싶지 않은 나만의 비밀인 것이죠. 나의 수치스러운 비밀을 누군가 안다는 것은 유쾌한 일이 아니에요. 하물며 나만 알고 있는 비밀을 누군가에 의해 폭로당하는 일은 매우 기분 나쁜 일이 될 수 있죠.

치과에서 일하는 사람이 환자와 나누는 대화는 별일 아니라고 생각하면 대수롭지 않게 여길 수 있어요. 치과에 있는 사람들이 모두 우리 이야기만 듣고 있지는 않을 테니까요. 또 대기실에 있는 사람이 다른 환자가 받는 치료를 알았다고 해서 어디 소문을 낼 것도 아니잖아요? 거기다 불특정 다수가 모여 있는 치과에서 나와 대화하는 환자를 아는 사람이 몇이나 되겠어요. 대부분 서로를 모를 확률이 높죠.

하지만 대기실에 있는 사람들이 환자와 서로 아는 사이인지 모르는 사이인지는 중요하지 않아요. 또 우리 대화를 제대로 들었는지 안 들었는지도 중요하지 않고요. 다만 치과치료는 사적인 문제이기에 치과에서 일하는 우리는 환자의 사생활을 사소하게 치부하면 안 된다는 사실이 중요합니다. 의료법 시행 규칙에도 적혀 있죠. '환자의 권리 중 비밀을 보호받을 권리가 있습니다.' 정확히는 '환자가 진료와 관련된 신체상 건강상의 비밀과 사생활의 비밀을 침해받지 아니한다.'라고 법으로 명시되어 있습니다.

환자와의 자연스러운 대화는 아무 순간에 아무렇지 않게 흘러갈 수 있어요. 그러나 같은 상황에서 모두가 똑같이 상황을 받아들이고 해석하지는 않아요. 누군가는 다른 사람을 신경 쓰지 않을 수 있지만, 누군가는 다른 사람이 흘리는 한마디 한마디에 귀를 쫑긋 세우기도 하니까요. 또 누군가는 별일 아니라고 넘기는 부분을 누군가는 다른 사람들의 이목이 집중될까 봐 조심하고 신경 쓰기도 하죠. 아무리 사소한 일이라도 내가 아무렇지 않다고 해서 다른 사람이 똑같이 느끼라는 법은 절대 없습니다. 이는 사람의 성향에 따라 모두 다르죠. 그러니 환자와의 대화가 우리의 일상이라고 해도 누가 들을 수 있는지, 상대는 어떻게 생각할지를 고려해서 말하기 전에 한 번쯤 주변을 둘러보고 상대의 입장을 배려할 필요가 있어요. 나의 프라이버시가 중요한 만큼 다른 사람의 프라이버시도 중요하니까요.

24.

아이고! 그동안 얼마나 불편하셨겠어요

매일 치과에서 일하게 된 여러분은 치과공포증에 대해 어떻게 생각하세요? 치과라는 장소가 단순히 내가 일하는 공간이 아닌, 내가 치료받는 공간으로 생각해본다면 말이에요. 가끔 치과에서 치과공포증이 있는 환자를 만나면 보기 안타까울 정도로 치과를 무서워하죠. 입구부터 우는 아이, 억지로 끌려오는 어르신, 무섭다고 티도 못 내는 건장한 남자들, 산부인과보다 수치스럽다는 여자들까지 치과공포증은 남녀노소를 가리지 않아요. 카페처럼 대기실을 꾸며놓고, 수십 개의 디퓨저를 비치하고, 멋진 화분과 그림으로 긴장감을 분산시켜 보려고 해도 이들에게 통하지 않죠. 치과라는 공간이 주는 묵직한 압박과 상상만으로도 힘든 치과치료 과정에 이미 주눅이 들어버렸으니까요.

저 역시 어릴 적 신경치료를 받은 이후 치과는 공포의 대상이 되었어요. 마취부터 치료까지 어느 하나 좋은 기억이 없죠. 그 뒤 치과위생사가 되기까지 치과치료를 받은 기억이 거의 없어요. 지금도 가끔 신경치료를 받았던 치아가 아프면 치료 대신 약으로 버티는 날이 있을 정도죠. 치과에 매일 출근하는 치과임상가로서 치료를 피한다는 것은 좋은 자세가 아닐지도 몰라요. 그렇지만 무서운 걸 어떡해요. 그 아팠던 치과치료를 절대로 다시 하기는 싫단 말이에요!

저의 치과공포증은 제가 치료를 받을 때는 쓸모없지만, 덕분에 치과임상가로서는 좋은 점이 딱 하나 있어요. 바로 치과공포증이 있는 환자에게 쉽게 공감하고 다가갈 수 있다는 점이에요. 어떤 것에 대한 공감은, 남의 의견이나 감정에 대해 자신도 그렇다고 느끼는 것입니다. 특히 치과 의료진의 다양한 치과치료 경험은 환자와 공감할 때 더 큰 효과를 발휘합니다. 같은 경험을 가지고 있는 내가 힘들었던 경험을 토대로 감정적으로 공감한다면, 환자와 좀 더 가까운 대화가 가능해지죠. 때로는 경험에서 나온 다정한 말 한마디가 상대방의 두려움을 이겨내는 데 중요한 역할을 하니까요.

수년 전, 타 치과의원의 신경치료 부위가 시리다는 이유로 저희 치과를 방문한 환자가 있었어요. 치료를 마무리 지은 건 수개월 전인데, 여전히 같은 부위가 간헐적으로 시리다고 했죠. 원장님께서는 순차적으로 찬물, 얼음, 바람 등 시린 증상을 재연하기 위한 테스트를 진행했어요. 진단 결과, 주변 치아만 약간 시린 증상을 느낄 뿐 신경치료를 받은 치아는 멀쩡했죠. 환자와 함께 확인한 엑스레이로도 깔끔히 치료되어 있었고요. 하지만 환자는 진단 결과를 납득하지 않았어요. 아무리 거울을 보고 같이 확인해도 환자는 오로지 그 치아가 시리다는 말뿐이었죠. 답답한 원장님은 여러 방면의 이론을 토대로 현증에 대해 반복해서 이야기했어요. 환자 역시 같은 말을 반복했습니다. 원장님도 환자도 사실이 그러했으니까요.

답답한 환자는 진료실을 떠날 생각이 없어 보였어요. 결국 더 답답해하던 원장님이 체어를 떠났죠. 덕분에 저는 어색하게 환자와 단둘이 진료실에 남게 되었죠. 속상해 하는 환자를 보면서 저는 조심스럽게 제 이야기를 해드렸어요. 몸이 피곤해 전반적으로 컨디션이 떨어지는 시기면 20년 전에 신경치료를 받은 치아가 시리고 아픈 것처럼 느껴진다고요. 그리고 "그동안 얼마나 불편하셨겠어요."라는 말 한마디를 덧붙였습니다.

잠시 후 환자는 생각해 보니 꼭 그 치아가 아닌 것 같기도 하다며 대기실로 발걸음을 옮겼어요. 일주일 후 환자는 증상이 없어졌다며 전화를 주셨어요. 뭔가 치료를 받고 나아진 것처럼 밝은 목소리로 안부를 전하셨죠. 그리고 다음 검진 때 방문하겠다며 진료 예약을 하고 전화를 끊었어요. 저는 이론적으로 치아 자체가 시릴 일은 별로 없을 거라는 것을 알고 있어요. 하지만 실제 신경치료를 받은 치아의 시리고 불편한 느낌도 알고 있죠. 제가 특별한 치료를 해드린 것은 아니었어요. 단지 불편했던 제 경험을 토대로 이야기하며 같은 증상을 공감했을 뿐이었죠. 그럼에도 불구하고 환자는 마음이 한결 가벼워진 거예요.

이처럼 치과임상가로서 받았던 치과치료 경험은 환자에게 다가가기 위한 장점이 될 수 있어요. 간혹 어떤 환자는 자신의 증상에 대해 공감해 주길 바라니까요. 이럴 때 다양한 이론이나 이론적인 결과에 대한 설명은 그저 지루하고 무의미한 말일 뿐이죠. 학술적인 설명을 원하는 게 아니라 "그럴 수도 있어요!"라는 한마디가 환자에게는 더 의미 있게 다가올 테니까요. 그런 환자에게 정확한 진단은 그다음인 거예요. 증명하려고 할수록 대화가 되지 않는 이유죠. 오히려 따뜻한 감정적 공감 한 번이면 충분해요. 경험을 통한 내가 가진 장점을 잘 활용해 보는 것이죠.

하지만 현실적으로 환자와 감정적으로 공감하고자 우리가 모든 치과치료를 다 받아볼 수는 없어요. 임플란트부터 틀니까지 필요 없는 치료를 할 필요는 없으니까요. 이럴 때는 환자들이 공통적으로 느끼는 불편함을 분별하고 판단하여 공감하는 방법도 있습니다. 실제 상대와 함께하는 공감에는 두 가지 종류가 있다고 합니다. 내가 해본 것을 토대로 감정적으로 공감하는 것과 직접 경험해 보지 않았어도 상대를 이해하는 인지적 공감이 있죠.

인지적 공감은 타인의 마음을 똑같이 경험하거나 똑같이 느끼지는 않았어도 타인이 고통 속에 있다는 것은 이해하는 것을 말합니다. 다른 사람이 어떠한 상황에 놓여 있으며 어떤 생각을 하는지 상상하는 능력이죠. 우리는 틀니를 직접 사용해 보지 않아도 틀니가 아프고 불편할 거라는 것은 알 수 있어요. 부드러운 잇몸에 얹어 사용하는 단단한 틀니가 아플 거라는 것은 교과서를 통해 배웠고 상상만으로도 알 수 있죠. 이는 환자의 입안에 생긴 상처들로 통증을 유추해볼 수도 있어요. 이러한 인지적 공감을 통해 환자의 아픔을 이해하고, 그 이해를 통해 환자의 마음에 한 걸음 더 가까이 다가갈 수 있는 바탕이 될 수 있죠.

치과에서 일하는 우리는 이성적으로 행동을 하고, 이성적으로 판단하고, 이성적으로 상대를 대해야 하는 업무가 많을 거예요. 그것이 전문가가 하는 업무이니까요. 그러나 때때로 같은 부위가 계속 아프다고 말하는 환자, 치과가 너무 무서워서 오기 어려웠다는 환자, 그럴 리 없는 부위가 아프다고 하는 환자를 너무 이성적으로만 판단하지 마세요. 이미 이성적인 진단은 치과의사가 마쳤기 때문에 또다시 우리가 불편한 이유에 대해 의학적으로 증명하려 애쓸 필요 없어요. 환자의 증상이 이상하다고 판단되어도 비판이나 훈계부터 하는 것보다 들어주고 공감으로 표현해 보는 거예요. 어쩌면 환자에게 정말 필요한 것은 '내 마음을 알아주는 한마디'일지도 모르니까요. 어떤 공감이든 단 한 번의 공감이면 충분해요. 진심으로 다른 사람의 관점에서 이해하려고 애쓴다면 상대방도 분명 내 진심을 알아줄 테니까요.

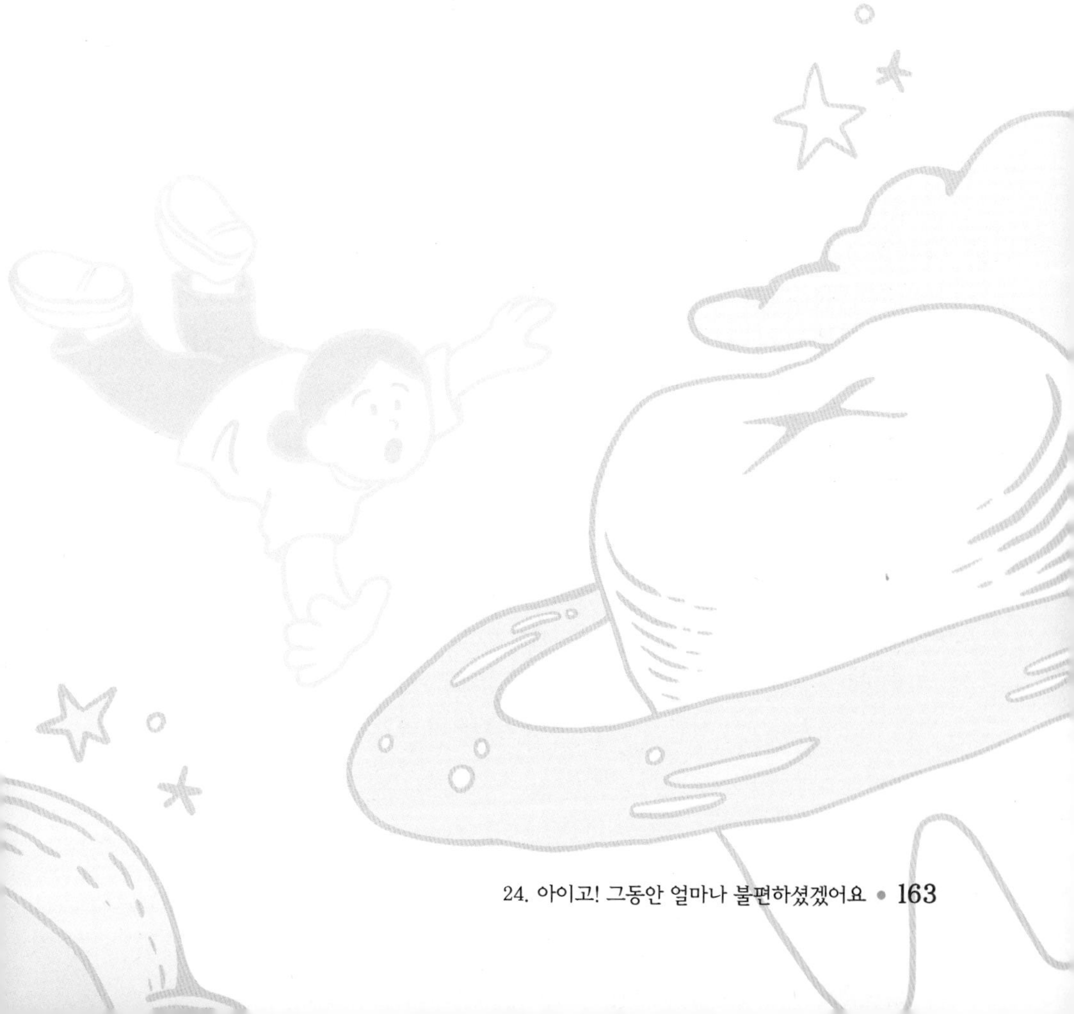

못다 한 이야기

첫 호칭과 첫말을 조심해야 하는 이유, 초두효과

처음 뇌에 입력된 정보가 기억에 잘 남는다는 '초두효과'라는 말이 있습니다. 이는 여러 단어나 정보가 제시되었을 때 처음 제시된 정보를 가장 잘 기억하는 현상을 말해요. 사람의 뇌는 입력되는 모든 정보를 저장할 수 없기에 선택적으로 정보를 받아들이려고 하거든요. 더불어 뇌에서 처리할 수 있는 정보의 양은 한정적이기 때문에 보거나 듣는 정보를 본능적으로 일관성 있게 받아들이려고 하죠. 첫 정보가 긍정적이라면 일관적으로 긍정적으로 받아들이고, 첫 정보가 부정적이면 부정적으로 받아들이려고 합니다. 치과에 처음 방문하는 환자에게 우리가 먼저 사용하는 호칭이나 첫마디는 우리 치과 정보의 시작입니다. 환자가 우리 치과에 긍정적 초두효과를 느낄 수 있게 하려면, 치과의사보다 먼저 환자와 대면하는 우리 치과위생사가 하는 말의 시작점이 좋아야 되겠죠!

제가 15년 전 일을 시작할 때, 처음 맞이하는 환자에 대한 호칭은 친근하게 '어머님', '아버님'으로 부르도록 배웠어요. 치과를 방문하는 환자들은 대부분 긴장하거나 걱정을 많이 하기 때문에 친근한 호칭을 쓰면서 다가가도록 배웠죠. 낯선 공간에서 누군가 먼저 찾아와 다정하게 말을 걸어 주면 안정된 느낌을 받을 수 있으니까요. 그러나 다양한 가족의 형태가 생겨나는 요즘, 상대의 상황을 모른 채 일방적인 호칭을 사용할 수는 없어요. 혼자 사는 사람이거나 아이가 없는 사람이 초면인 상대에게서 '어머님', '아버님' 소리를 듣는다면 기분 좋을 리가 없으니까요. 그래서 요즘은 치과에서 환자를 부르는 단어가 변화하고 있죠. '환자분', '○○ 님', '선생님' 등 다양한 호칭으로 환자를 부르도록 합니다. 이때도 마구잡이로 환자를 부르기보다 상대를 존중할 수 있는 단어를 선택해서 부르는 것이 좋습니다. 호칭은 상대를 지정해 부르는 말이기 때문에, 첫 만남일 때는 특히 실수하지 않도록 한 번쯤 주의해야 하죠.

하지만 상황이 이렇다고 해서 처음 본 환자를 부르지도 못하거나 무조건 딱딱하게 대할 필요는 없어요. 만약 우리가 처음 보는 장소에 들어갔는데, 아무도 다가오지는 않고 한참을 쳐다보기만 한다면 그것도 이상한 상황이 되잖아요. 그러니 상대의 호칭을 지정하기 어려울 때는 일단 밝은 표정이나 인사로 시작을 합니다. 그리고 상대의 정보를 얻은 후 대화를 이어 나갈 수도 있어요. 업무 특성상 처음 보는 사람의 나이, 거주지, 결혼 유무 등을 알 수 있는 치과위생사는 상대의 특성에 따라 다른 방식의 말하기 방법을 사용할 수 있죠.

그러나 이때도 주의할 점은 있습니다. 상대의 정보를 바로 파악한다고 해서 마구잡이로 상대를 평가한 후 일방적인 대화를 이어가는 것은 피해야 하죠. 나보다 어리다고 해서 처음부터 “너는 어디가 아파서 왔니?” 같은 반말을 사용하거나, 연세가 많은 환자분들께 손주 같은 이미지를 주고자 “어머니 식사하셨어?” 같은 존댓말도 반말도 아닌 말은 주의해야 하죠. 물론 이런 말들은 환자에게 조금 더 친근하게 다가가고자 하는 의도일 수 있어요. 실제로 치과 지역의 특성상 친해 보이는 첫마디를 사용하면 옆집 언니 같다거나 손녀 같은 느낌이라 좋아하는 환자분들도 계시죠. 하지만 이러한 일방적 말하기를 듣는 모두가 좋아하는 것은 아닙니다. 기본적으로 처음 보는 사람은 나보다 나이가 어려도 존대를 하는 것이 예의고, 윗사람에게는 존댓말을 사용하는 것이 일반적이니까요.

물론 사회 초년생인 신입 치과위생사들이 처음부터 이런 식의 특수한 말하기 방법으로 환자를 대하지는 못할 거예요. 안 그래도 긴장한 상황에서 상대가 불쾌해할 만한 단어나 예의 없는 단어를 일부러 고르지는 않겠죠. 그러나 치과라는 한정된 공간에서 일하다 보면 주변에서 같이 일하는 사람들의 영향을 받게 됩니다. 치과 원장님이나 실장님이 환자와의 대화에서 특이한 말하기를 하는 것을 보면 당연히 그래도 되는 줄 알고 따라 하다 습관이 되어버리죠. 남들도 그렇게 하니까 나도 그렇게 하는 것이 맞는다는 착각을 하며 행동으로 이어 가는 거예요.

사회생활의 처음부터 잘못 들인 말하기 습관은 보통 내가 어디서 잘못했는지 모른 채 계속 사용하는 경우가 많아요. 하지만 독특한 말하기 습관은 앞으로 일하게 될 많은 치과에서 일률적으로 허용되지는 않습니다. 또는 특정 환자와 크게 충돌할 수도 있죠. 환자를 대하는 언어는 누가, 어떻게, 받아들이느냐에 따라 여러 가지 결과가 발생할 수 있으니까요. 상황에 따라 잘 넘어가면 다행이지만, 상대의 기분에 따른 수많은 변수는 나에게 언제, 어떻게 작용할지 몰라요. 환자가 기분이 좋다면 좋게 넘어갈 수 있는 말도 나쁘게 생각하면 끝없이 상대를 몰아갈 수 있으니까요. 그러므로 처음 대하는 환자는 가장 상식적인 선에서 가장 예의를 갖춰 전달하는 것이 중요합니다. 주변 사람들이 그래서 그랬다는 말은 변명에 불과하죠. 사람을 대하는 치과 일은 상식적인 선에서 해결됩니다.

타인의 부정적인 첫인상을 뒤집는 데에는 그에 반하는 200배의 정보량이 필요하다고 합니다. 그만큼 상대방에게 첫인상은 중요하고 쉽게 변하지 않는다는 말이겠죠. 인간관계에서 초두효과는 타인의 인상을 형성하는 첫 단계라고 할 수 있어요. 치과에서 내가 만드는 나와 환자의 첫 상호작용은 어떤지 한번 생각해 보세요. 단지 상대에게 전달하고자 하는 마음이 다정하다고 해서 상대가 나의 행동 모두를 다정하게 느낄 것인지는 고민해 봐야 하죠. 그리고 특별히 상식에서 벗어나는 행동이나 말을 하지는 않는지 체크하는 것도 중요합니다. 더불어 평소 습관처럼 무심코 던지는 말과 행동은 없는지 되짚어 보는 것도 중요해요. 직업적으로 사람을 처음 대할 때 상대를 부르는 호칭이나 나의 자세, 어조, 어투, 단어선택 등 상대가 나를 결정지을 만한 행동은 신경 쓸 필요가 있는 것이죠. 나의 습관을 하루아침에 바꿀 수는 없지만, 일단 내가 어떤지 생각해 본다는 것만으로도 내 습관을 변화시켜볼 수는 있어요.

업무는 내가 하고 싶은 일만으로 이루어져 있지는 않아요. 하지만 처음이라고 해서 특별히 어렵거나 특별히 신경을 곤두세워야 할 일은 아니에요. 다만 업무에 맞는 사람이 되기 위해 조금은 노력해볼 필요가 있겠죠!

제 5 장

역시 어려운 직장 선배 그리고 사회생활

여는 글

나와 동료, 그리고 함께 살아가는 법

우리 일은 혼자 할 수 없습니다. 잠시 혼자 업무를 볼 수는 있어도 출근부터 퇴근까지 사람과 함께하죠. 사람과 함께하는 일은 업무 스트레스뿐 아니라 사람 사이에서도 스트레스를 유발하죠. 나와 같은 시기를 겪은 직장 동료나 선후배는 나를 다 이해해줄 줄 알았는데, 상대가 내 마음과 같지 않다면 속이 상하게 됩니다. 조금은 친해졌다고 생각했는데, 어느 날 갑자기 데면데면한 선배에게 한마디라도 들으면 그게 또 그렇게 서운할 수가 없죠. 사실 사회생활을 함께하는 사람 사이는 너무 가까워도 상처를 받을 수 있고, 너무 멀어도 상처를 받을 수 있어요. 상대의 마음과 내 마음이 늘 같으면 좋겠지만, 당연히 같을 수만은 없으니까요. 나조차도 나를 모르는데, 상대방이 어떻게 내 마음까지 알겠어요.

이번 장은 특히 상대적으로 주요 업무를 하지 못해 본인의 입장을 말하기 어려운 신입 치과위생사들을 위한 장이기도 합니다. 선배들은 왜 자기 입장을 말하려고 하는지, 치과병(의)원이라는 조직 사회에서 내가 어떤 부분을 협력해야 하는지 등에 대해 알아보기 위한 장이죠. 아! 제가 선배라고 해서 절대적으로 선배 입장에서 이야기하지 않으려고 했으니 끝까지 보셔야 합니다. 연차별 치과위생사가 서로의 위치에서 하는 행동과 업무는 다르기 때문에 각자의 위치에서 이야기해 보려 했으니까요.

두 사람이 서로 대화를 할 때는 늘 각자의 입장이 있습니다. 하지만 개인의 입장을 앞세우기보다 전체 상황을 먼저 이해해야 각자의 업무 차이에서 오는 스트레스를 막을 수 있겠죠. 그러니 서로가 어떤 업무를 하는지, 서로를 위해 어떤 일을 맞춰야 하는지 한 번쯤 생각하는 계기가 되었으면 합니다.

어차피 함께 일을 해야 하는 시간과 순간이 정해져 있다면, 이유도 모른 채 억지 웃음을 지으며 피곤하게 일하는 것보다 상대가 왜 그러는지를 알고 배려한다면 서로 덜 힘들지 않을까요?

상대의 입장에서 한 번쯤 고민해 보는 것은 함께하기 위한 최소한의 노력이 아닐까 싶습니다. 상대의 비위를 맞추기 위해서요? 아뇨, 상대로 인해 스트레스 받을 나 자신을 위해서요!

25.

세상에! 이만한 일로 혼이 나나요

성인이 되고 나서 타인에게 잔소리 들을 일은 얼마나 될까요? 지긋지긋한(?) 학교생활을 마치고 나면 조금 편해지나 했는데……, 꼭 그렇지만은 않더라고요. 사회생활을 시작하면 은근히 직장에서 잔소리 들을 일이 더 많은 것 같아요. 아무래도 초보니까 일을 잘 못하면 한소리 들을 수는 있겠죠. 직장이 일을 잘 못하는 사람에게 돈도 주고 칭찬만 해 주지는 않을 테니까요. 일이 처음인 당사자들도 이 사실은 어느 정도 받아들일 수 있을 거예요. 그런데 '신입'이란 일을 처음 배우는 사람이고, 일이 아직은 손에 익지 않은 사람이라는 말이잖아요. 직장을 먼저 다닌 선배들도 분명 신입인 시절이 있었을 텐데, 왜 신입 입장은 이해해 주지 않을까요? 조금만 이해해 주고 따뜻하게 말해 주면 더 잘 들을 것 같은데, 꼭 듣기 싫은 잔소리를 해야 하는 걸까요? 사람이 하는 일인데 실수할 수 있는 거잖아요. 가끔 치과 일은 참 사소한 것까지 신경 쓰고 예민하게 접근하는 것 같아요. 좋은 게 좋은 거라고, 사소한 일은 그냥 좀 이해하고 넘어가도 될 것 같은데 말이죠.

제가 일을 못하던 신입 시절에, 아무리 일을 못한다 해도 도저히 이해할 수 없는 선배의 지적 사건이 하나 있었어요. 입안 상처 부위 소독약을 넣는 주사기에 바늘을 끼우는 각도가 틀렸다며 폭풍 같은 잔소리를 들은 일이 있었죠. 선배는 제발 다른 선생님들이 준비해놓은 상태를 똑바로 보고 '똑같이'만 하라며 제 눈앞에 시린지를 들이밀었어요. 그리고 제 눈앞에서 제가 꽂아 놓은 시린지 팁을 전부 빼버렸죠. 제대로 하는 일이 없다며 얼마나 잔소리를 해대든지. 자존심 상하는 말까지 덤으로 들어 그날 하루 종일 얼마나 속이 상했는지 몰라요. 세상에! 이게 뭐라고. 소독약을 뿌리는 주사기가 약만 잘 나오면 됐지 뭐가 문제인가요. 팁 정리는 제 담당도 아니었는데……. 잔소리를 들은 순간부터 며칠간은 선배 얼굴만 봐도 기분이 나쁘더라고요. 홧김에 다시 꽂은 시린지 팁은 처음 제 방식대로 아무렇게나 마무리해 버렸어요. 잔소리도 다 들은 마당에 기분도 나빠 괜히 더 반항하고 싶었거든요.

그리고 며칠 뒤 제가 직접 환자를 소독할 일이 생겼죠. 그런데 그날따라 묘한 불편감이 느껴졌어요. 시린지는 평소대로 잡은 것 같은데, 계속 기구의 위치를 다시 잡아야 했죠. 그동안 준비된 소독 시린지는 편하게 잡아도 바로 치료 부위로 약이 들어갔는데, 이번 시린지는 손목을 힘겹게 돌려야 겨우 해당 부위 소독이 되더라고요. 자세히 보니 제가 팁을 꽂아 놓았던 주사기라는 것을 알 수 있었어요. 다른 시린지 팁보다 약간 각도가 틀어져 있었거든요. 그때 치과 일은 사소한 차이에서 큰 불편이 온다는 걸 알았어요. 순간 마스크 아래로 화끈거리는 얼굴이 느껴졌죠. 제가 멋대로 준비한 시린지를 직접 사용해 보니 왜 그렇게 잔소리를 들었는지 비로소 알게 되었죠.

보통 치과에서는 기구를 준비하는 사람과 사용하는 사람이 다른 경우가 많아요. 치료를 위해 협조자가 준비하는 도구는 술자가 사용하고, 치과치료를 위해 조립해두는 기구는 치과에서 일을 하는 누구나 사용할 수 있죠. 그래서 치과 기구는 반드시 정해진 규칙대로 준비하는 것이 중요합니다. 하지만 신입 치과위생사가 주로 하는 치과기구 준비 업무는 규칙이랄 것 없는 단순 노동으로 보이거나 대충해도 결과가 비슷해 보이는 업무가 많아요. 특히 치과 규칙에 대해 잘 모르는 시기에는 내가 한 일과 다른 사람이 한 일의 차이를 거의 구분하지 못하죠. 뭐, 실제로 규칙이 비슷비슷하기도 하고요. 굳이 차이를 따진다면 시린지 팁 각도처럼 미세한 차이일 뿐이죠. 하지만 같은 치과에서, 같은 기구를, 같은 장소, 같은 방향에서 사용했던 기존 사람들은 미세하게 달라진 규칙의 불편함을 느낄 수 있어요. 이는 아무것도 아닌 것 같지만, 실제로 겪어 보면 작은 차이로 실제 진료 흐름을 방해받기도 하죠. 평소 첫 번째 서랍에 정렬되어 있던 기구가 갑자기 네 번째 서랍에 들어가 있으면 늘 첫 번째 서랍에서 기구를 꺼내던 사람은 없어진 기구를 한참 찾아 헤맬 것이고, 교합지 홀더에 반대로 꽂힌 교합지는 교합을 체크할 때 술자가 다시 제자리로 맞춰 끼워야 하는 불편함을 겪게 될 테니까요. 이처럼 치과 규칙은 내 생각에 별것 아닌 일이라 생각해서 임의로 바꿀 수 있는 것이 아니에요. 비슷하게 만들어 놓은 것은 비슷한 것일 뿐 똑같은 것이 아니니까요. 기존과 다르게 만들어 놓은 나만의 규칙은 기존 사람들이 했던 일과 엄연히 다른 일이라 기존 사람에게 불편함을 줄 수 있어요.

물론 일을 처음 배우는 과정에서 실수는 누구나 할 수 있어요. 처음 촬영하는 엑스레이는 상이 흔들려 나올 수 있고, 처음 환자에게 해 보는 알지네이트 임프레션은 원하는 모양대로 본이 나오지 않을 수 있죠. 이처럼 경험 부족으로 인한 업무 실수는 말하지 않아도 선배들이 먼저 알아차립니다. 같은 경험을 해본 사람이기에 누구나 비슷한 실수를 할 수 있다는 사실을 잘 알고 있으니까요. 그래서 실수를 알아차리면 실수한 직원을 감싸거나 잘하는 방법을 다시 알려 주죠. 본인도 누군가에게 그렇게 배웠을 테니까요. 그러나 처음 배우는 사람의 핑계나 아집은 실수라고 인정하지 않습니다. 잘 몰라서 일단 해봤다는 핑계나 내 생각에 그냥 그럴 것 같아서 부린 고집, 비슷한 곳에 두었으니 알아서 찾으라는 아집 등 내 마음대로 무심코 하는 행동은 규칙에 어긋나는 일일 뿐 실수가 아니니까요.

치과 규칙은 그 치과를 위한 규율이고 해당 치과진료를 유지하기 위한 우리의 약속입니다. 내가 속해 있는 병원 규칙을 이해하고 따르는 것은 일하는 사람의 가장 기본적인 자세죠. 치과 내 어떠한 사소한 규칙이라도 규칙을 만들기까지 분명 누군가는 한참을 고민하고 생각했을 거예요. 그리고 모두가 알아 두면 편리할 만한 약속을 지정해 두었겠죠. 그런 결과물을 처음 보는 사람이 마음대로 어지르며 규칙이 이상하다고 말하거나 어이없는 핑계만 댄다면 누구도 쉽게 인정해 주지 않을 거예요. 특히 기존에 일하던 선배들은 더 인정하려 하지 않겠죠! 다른 사람의 결과물을 무시하고 변명하는 사람을 어느 누가 어떤 말로 감싸주고 싶겠어요.

물론 치과에도 불합리하거나 불편한 규칙이 있을 수 있어요. 같은 규칙으로 오랜 시간을 지내온 사람들은 규칙의 불편함을 미처 못 느낄 수 있으니까요. 그렇다면 불필요한 규칙은 바꿔 나가면 되죠. 그런 부분은 새로운 사람이 따르고 경험해본 후 재정비할 수 있어요. 새로운 사람은 기존 사람들과 분명 다른 눈과 다른 능력을 가지고 있으니까요. 그 능력을 통해 새로운 규칙을 만들거나 기존 규칙을 합리적으로 변화시킨다면 언젠가 반드시 인정을 받을 수 있을 거예요. 다만 능력을 펼치기 위해서는 먼저 우리 치과에 걸맞은 기본 실력을 인정받아야 합니다. 기본 실력을 인정받으려면 먼저 지나간 사람들의 노력과 업무를 정확히 알고 따라야 하죠. 기존 규칙도 모르는데 목소리만 높인다면, 아무리 좋은 것이라고 해도 아무도 그 사람의 말을 듣지 않아요. 단지 맹목적으로 투덜거리는 투덜이로 비칠 뿐이죠.

후배가 규칙을 제대로 따르고 움직인 뒤 새롭게 변화하려 한다면, 기존 규칙 운운하며 잔소리하던 선배도 합리적인 변화에 새롭게 적응하고 발전할 수 있습니다. 이는 단순히 치과에서 일하며 서로 허물을 찾아내고 잔소리나 하는 사이에서 서로 멈추지 않고, 성장하며 행동하는 사람들로 진보하는 계기가 될 수 있겠죠. 그러니 함께 일하는 공간에서 무조건 서로를 탓하기 전에 서로를 따르고 도움을 주는 사람이 되어 보세요. 규칙을 지키고 합리적으로 바꾸며 성장하는 것은 치과위생사 모두의 가치를 키우는 행동이니까요.

26.

선배는 나의 스트레스

신입으로 진료실에서 혼자 일하던 시기에 임상경력 3년 차 선배가 입사했습니다. 대학병원 수술 업무를 했다던 그 선배는 특히 임플란트에 대해 빠삭하게 알고 있었어요. '역시 선배는 선배'라고 느꼈던 부분은 저희 치과에서 첫 근무를 시작한 날, 처음 만나는 술자와 처음 보는 기구임에도 불구하고 임플란트 수술 준비를 척척 해내더라고요. 선배가 세컨드 어시스트로 참여한 수술은 수술을 잘 모르는 제가 봐도 평소보다 훨씬 빠르고 정확하게 끝났죠. 세컨드 어시스트가 멸균 글러브를 끼우고, 술자가 필요로 하는 기구를 먼저 찾아 전달하고, 수술용 드릴도 미리 교체해 주었거든요. 망부석처럼 서 있다가 픽스처만 꺼내던 저와 다르게, 세컨드 어시스트가 술자 일을 먼저 챙기니 수술 속도가 두 배는 빨랐던 거예요. 마치 임플란트 수술을 진행하는 사람이 둘이 된 것 같았죠. 수술 방에서 세컨드 어시스트도 할 수 있는 일이 많다는 것을 그날 처음 알았어요.

이처럼 직접 보고 배울 수 있는 선배가 있다는 건 좋은 일인 것 같아요.

이론적으로 배웠던 것들을 혼자 시행해 보는 것보다 선배의 스킬을 직접 보고 배울 수 있잖아요. 특히 치과 업무가 처음인 신입 치과위생사의 경우에는 우리 치과 이외의 술식도 배울 수 있죠. 선배들의 다양한 경험과 스킬을 통해 다른 치과를 간접적으로 경험하고 배울 수 있으니까요.

그런데 선배와 함께하는 날이 많아질수록 선배에게 실망하는 날이 늘어갔습니다. 임플란트 이외의 업무는 전혀 관여하지 않았고, 기구정리나 소독, 멸균 등은 막내라는 이유로 전부 제 몫으로 넘겼거든요. 심지어 선배가 스케일링을 마친 브라켓 테이블을 치우는 것도 제 일이었죠. 100% 예약제로 진료를 하는 치과였기에 환자가 많지 않은 날은 종일 혼자 어시스트를 서는 날도 있었어요. 그럼 선배는 다른 일을 한 거 아니냐고요? 다른 일을 하긴 했죠. 개인적으로 가지고 온 책을 보거나 개인적인 통화를 열심히 했죠. 화가 났지만, 선배를 나무랄 수는 없었어요. 작은 병원이라 달랑 둘 있는 스태프끼리 얼굴 붉혀봤자 저만 손해니까요. 일은 혼자 다하고 스트레스도 저 혼자 받았죠. 정작 선배는 별다른 생각 없이 출퇴근했을 거예요. 책만 읽어도 월급이 나오는 꿀 보직은 세상에 몇 안 될 테니까요.

신입 치과위생사는 여러 사람들을 통해 여러 가지 기술을 보고 배우며 익혀야 하는 위치에 있기에 치과에서 함께 일하는 사람들을 따라야 하죠. 누구나 처음 일을 시작할 때는 잘하는 사람과 함께하고 싶을 거예요. 기왕이면 똑 부러지게 일 잘하는 선배를 만나서 차근히 배우는 것이 좋잖아요. 그러나 치과임상에 있는 모두가 일을 잘하고 내 마음에 꼭 맞는 선배만 존재하지는 않아요. 치과 생활을 시작하면 여러 부류의 사람들을 만나게 됩니다. 어떤 선배는 행동 하나하나 복사하고 싶을 정도로 멋있지만, 어떤 선배의 행동은 볼 때마다 눈살을 찌푸리게 하죠.

이때 신입은 윗사람이 아무리 싫어도 싫다는 소리를 함부로 할 수 없는 위치에 있어요. 아무리 일을 못해 보이는 사람이라도 임상에 먼저 나와 먼저 업무를 경험한 사람이 선배니까요. 그래서 신입은 선배의 무슨 말이든 무슨 행동이든 참고 받아들여야 하죠. 하지만 나와 성향이 맞지 않는 사람과 일하는 것처럼 고문이 또 있을까요? 치과가 아무리 마음에 들어도 함께 일하는 사람과 부딪치면 그만두고 싶은 고민까지 하게 되잖아요.

안타깝지만 사회생활에서 운은 어쩔 수 없는 부분인 것 같아요. 치과위생사는 취업이 잘되기에 직장까지는 어떻게든 내가 원하는 곳으로 선택할 수 있어도, 직장 안에 있는 사람까지 내 마음대로 택할 수는 없죠. 함께 일할 사람은 이미 정해져 있으니까요. 게다가 정해진 상대를 내 입맛대로 바꿀 수도 없어요. 마치 치과로 찾아오는 환자를 내 마음대로 선택할 수 없는 것과 마찬가지죠. 어쩔 수 없이 함께해야 하지만 내가 아무리 속상하고 힘들어도 내 마음대로 바꿀 수 없잖아요.

그렇다면 앞 장에서 환자를 바꾸려 하지 않았던 것처럼 직장 선배를 대할 때도 힘든 부분은 내 마음을 다잡는 방법이 최선일 거예요. 나는 스스로 내 보편과 내 양심과 내 중심에 맞게 생각하고 배우고 행동할 수 있으니까요. 이것은 나를 버리고 상대방을 무조건 이해하는 것과는 달라요. 남에 대해 많은 것을 이해하려고 하지 않아도 되죠. 다만 상대로 인해 매일 내가 스트레스를 받는다면 스트레스를 받는 것보다 스스로에게 집중하는 것이 좋다는 말이에요. 내가 원하는 바는 내가 선택하고 골라 따를 수 있잖아요.

제가 처음 만난 진료실 선배가 잡일을 하지 않아 스트레스는 받았지만, 치과위생사로서 임플란트 업무의 확장 부분은 확실히 보고 배울 수 있었죠. 아무리 싫은 사람이라도 선배로서 나보다 잘하는 것, 그 사람만의 장점 하나 정도는 배울 수 있으니까요. 또 관점을 조금만 달리하면 단점 역시 배울 수 있는 부분이 있어요. 선배의 단점을 직접 지적할 수는 없어도 저런 행동은 다른 사람이 싫어하겠다고 판단하고 생각해볼 수 있죠.

몇 번을 지켜보고 어떤 행동이 나쁜 행동으로 판단된다면 내 방식대로 나쁜 부분을 걸러 좋게 바꾸어 받아들일 수 있어요. '업무 시간에 개인적인 일을 한다면 다른 사람들이 싫어하겠구나!', '기구정리는 한 사람만 하면 그 사람이 서운할 수 있겠구나!', '이런 점은 후배한테 창피한 모습이겠구나!' 하고 생각한 뒤 앞으로 나는 그렇게 하지 않으면 되는 거예요. 상대의 나쁜 점에 대한 스트레스를 받지 않도록 내 방식대로 고쳐 새겨 보는 거죠. 내가 보기에 싫은 행동은 남들이 보기에도 싫은 행동일 테니까요. 나에게 집중하면 내가 가야 할 길은 아무 선배들에게 배울 수 있죠.

사실 우연히 내가 만난 선배가 좋은 사람이었는지 나쁜 사람이었는지는 중요하지 않아요. 상대방에 대한 좋고 나쁨의 평가는 내가 정하기 때문이죠. 내 기준에 상대가 불편하면 그 사람은 무슨 일을 해도 나쁜 사람이 될 수 있어요. 반대로 상대가 내 기준에 적합하면 나쁜 사람이 좋은 사람이 되기도 하죠. 상대가 좋은 사람인지 나쁜 사람인지는 주관적으로 판단하고 결론짓게 되니까요. 같은 사람이라 해도 어떤 날은 좋은 사람이다가 어떤 날은 때리고 싶을 정도로 얄미울 때가 있잖아요. 또 어떤 날은 배울 것 하나 없어 보이던 사람이 특정 업무를 멋들어지게 해내는 모습을 보면 배우고 싶은 사람이 되기도 하죠. 그러니 미리 좋은 사람 또는 나쁜 사람으로 가르거나 행동 하나하나를 따져 선을 긋고 스트레스를 받을 필요가 없어요. 단지 내가 일 잘하는 선배로 성장할 것인지 업무능력은 없으면서 투덜거리기만 하는 선배가 될 것인지를 고르면 되는 거예요. 훗날 어떤 사람이 될지는 내가 선택한 대로 나타나니까요.

치과임상에 있으면서 앞으로 만날 수많은 사람들에게 부끄러운 사람이 되길 원하는 사람은 없을 거예요. 그렇다면 임상에서 일을 할 때 일단 나 자신에게 부끄럽지 않은 사람이 되는 것이 가장 중요합니다. 지금부터는 남에게 신경 쓰지 말고 나 자신에게 당당한 사람이 될 수 있는 하루하루를 만들어보세요. 먼 훗날 돌아보면 악몽 같던 날의 일들이 성장하는 계기가 되기도 하니까요.

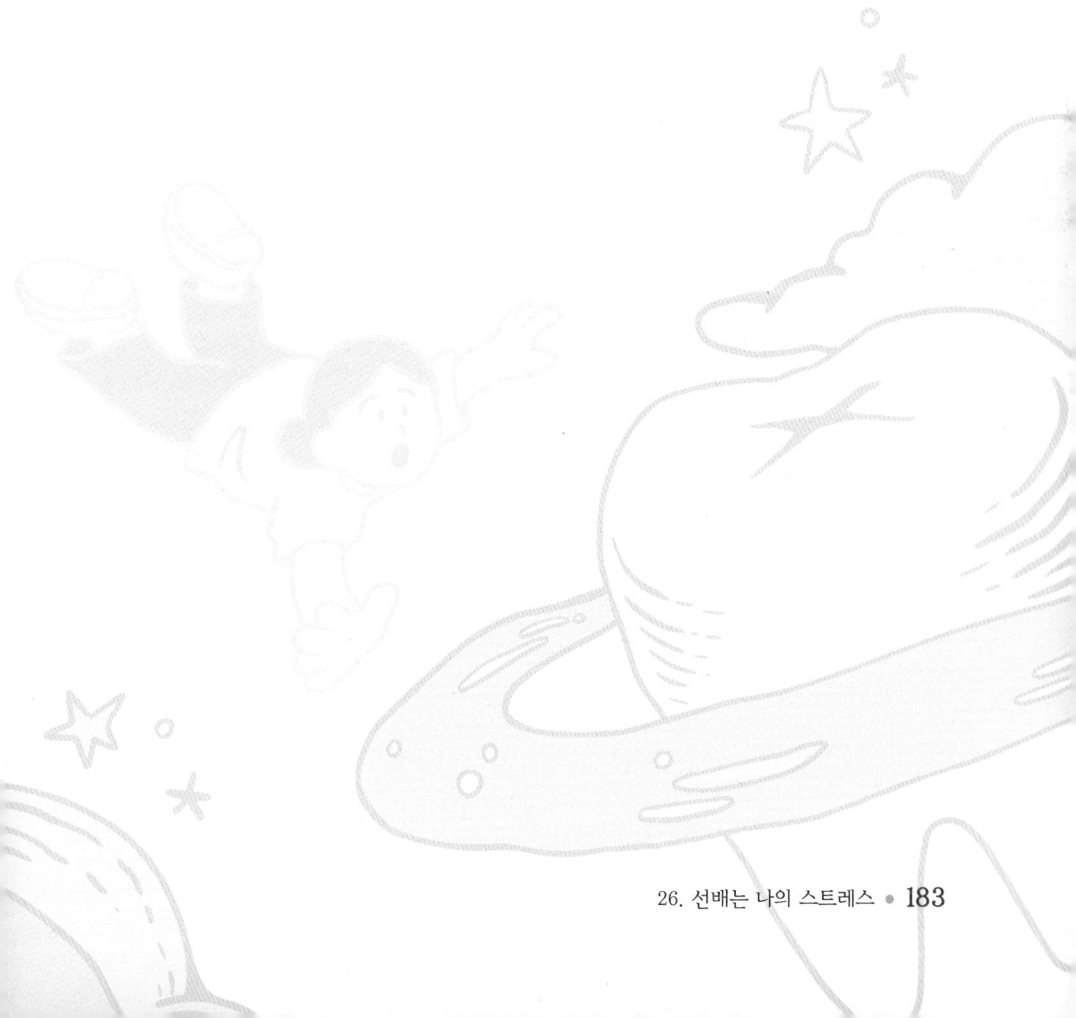

27.

사 오는 데 사흘 걸린 우유

친구와의 약속 시간에 늦어 서둘러 나가려는데, 어머니께서 우유 심부름을 시키십니다. 귀찮지만 어쩌겠어요. 어머니 댁에 얹혀살려면 하라는 대로 해야지요. 오는 길에 사 오겠다고 대충 대답하고 버스정류장으로 냅다 달렸습니다. 간신히 도착한 장소에서 오랜만에 친구와 폭풍 수다를 떨었더니, 어느새 한밤중이 되었죠. 일정을 마치고 집으로 돌아온 제 손에 당연히 우유는 없었습니다.

다음 날 저녁, 마트에 다녀오신 어머니께 우유를 달라고 말씀드렸어요. 어머니는 조용히 주스를 가져다주셨죠. 집에 도착해 냉장고를 열어보고서야 떨어진 우유가 생각났다고 합니다. 이럴 때는 조용히 주스를 들고 제 방으로 가야 해요. 괜히 한마디 했다가 전날 들었던 잔소리를 다시 듣게 될지 모르니까요.

사흘째 되는 날, 퇴근길에 어머니로부터 문자가 왔습니다. '들어오는 길에 우유.' 버스에서 내린 저는 당장 마트로 갔습니다. 그리고 당당하게 우유를 사 집으로 돌아왔죠. 그렇게 우유 하나를 집으로 사 오기까지 저와 엄마는 삼 일이 걸렸습니다.

사람은 일상생활에 필요한 여러 가지 물품을 소비합니다. 음식이든 의복이든 세간살이든 사용되는 물건을 소진하고 다시 구매하죠. 일상이나 치과 업무나 사람 있는 곳은 다 비슷비슷합니다. 치과에서 사용하는 물품 역시 대부분 구매하고 소비하죠. 레진이나 픽스처처럼 환자의 입안에 직접 사용하는 재료부터 대기실에 있는 종이컵, 체어에 놓인 휴지까지 소비하면 다시 채워야 하는 물품들이에요. 심지어 청소 도구도 소모품이라 그때그때 사두어야 하죠.

그러나 치과에서 사용하는 소모품들은 단순히 집으로 사 오는 우유처럼 있어도 그만 없어도 그만인 물품들이 아닙니다. 자잘한 것들이지만 필요한 시간에 필요한 장소에 없으면 업무에 차질이 생기죠. 종이컵이나 휴지처럼 근처 마트에서도 살 수 있는 물품이면 그나마 다행이지만, 치료에 사용되는 재료가 모두 소진되면 치료 진행이 불가능해져요. 충치 치료를 위해 충치를 제거했는데 레진이 없으면 텅 빈 치아를 메우지 못하잖아요. 환자의 입안에 직접 사용하는 치과치료용 재료는 반드시 치과에 충분한 재고량이 비치되어 있어야 하죠.

그런데 충분한 재고량을 위해 모든 치과 직원들이 아무 때나 재료를 구매할 수는 없어요. 서로 겹치는 재료를 제각각 구매할 경우에는 필요 없는 재료가 쌓이게 될 수 있으니까요. 그렇다면 미리 사둔 물건은 잘 쟁겨두면 되지 않을까요? 이때도 치과재료라고 해서 치과에서 언젠가 소비할 물품이니 미리 많이 사둘 수는 없습니다. 치과재료는 유통기한이 있기 때문에 기간 내에 처리할 수 있는 수량만큼만 사두는 것이 중요하죠.

그래서 치과에서는 재료를 담당하는 담당자를 지정해 둡니다. 한 명의 재료 담당이 집중해서 재료를 체크하면 여러 사람들이 신경 쓰지 않아도 필요한 재료가 떨어질 일이나 쓸데없는 재료를 재구매할 일은 없으니까요. 하지만 한 사람이 치과의 모든 재료를 담당했다고 해서 다른 사람들은 해당 업무에 대해 아예 신경 쓰지 않아도 되는 것은 아니에요.

치과재료는 모든 치과 구성원이 사용하기에 전체 소비량이나 그때그때 딱 맞는 재고량을 맞추기는 어려운 부분이 있습니다. 어느 달에는 신경치료를 많이 해서 페이퍼 포인트가 순식간에 사라지는 경우가 있고, 또 다른 달에는 임플란트 수술 환자가 평소보다 많아 픽스처를 더 사놓아도 모자라는 경우가 있으니까요. 갑자기 사라지는 재료를 한 명의 담당자가 미리 알아차리고 사둘 수는 없어요. 게다가 치과에서 소비되는 물품들은 치과 전체에 골고루 퍼져 있습니다. 휴지는 창고에, 픽스처는 임플란트실에, 일회용 트레이는 진료실장 안쪽 어딘가에 모아두죠. 넓은 치과 어딘가에 쌓아두는 물건이 얼마만큼 남았는지, 매일 사용하는 물품이 언제 다 떨어질지를 담당자 혼자 매일 체크하고 알아보기에는 벅찬 업무량이에요.

치과에서 재료를 담당하는 선생님도 다른 치과위생사들과 마찬가지로 치과위생사입니다. 출근을 하면 진료실 어시스트를 하고, 환자와 상담을 하고, 기구를 정리하는 일들을 하죠. 재료 담당 선생님도 '재료 담당' 외에 다른 선생님들과 똑같은 일과와 업무를 하는 '치과위생사'인 거예요. 오히려 그날 해야 하는 수많은 업무에다가 재료 담당이라는 한 가지 업무를 더 맡는 것이죠.

그러므로 공동으로 사용하고 소비되는 모든 치과재료는 치과 구성원 모두가 신경 쓰고 함께 관리해야 하는 일입니다. 이 상황을 도와주고 함께할 수 있는 사람은 함께 일하는 사람들뿐이니까요. 사실 쉽게 생각해서 내가 재료 담당이 아니라면 다 써가는 재료를 보고도 모른 척하고 넘어갈 수 있어요. 어차피 담당 선생님이 확인할 거라고 생각하고 대수롭지 않게 넘길 수 있죠. 하지만 갑자기 바닥난 재료는 결국 내가 어시스트를 하는 진료 업무에 방해가 되는 상황을 불러올 수도 있고, 환자의 치료를 중단해야 하는 상황이 발생할 수도 있어요. 치과 업무를 하는 치과 구성원이라면 누구라도 불편한 상황에 처해질 수 있게 되죠. 따라서 치과 내에서 일어나는 모든 일들은 내 담당이 아니라고 해서 쉽게 지나치기보다 함께 해결하려는 노력이 필요합니다.

재료 외에도 치과에는 사람이 직접 신경 써서 챙겨야 하는 기구들이 많아요. 작은 스케일러 팁부터 파일, 핸드피스, 기본 기구, 체어, 그리고 에어컨, 기계실 등까지 모두 확인하고 관리해야 하죠. 이러한 여러 가지 기구들은 반드시 체크가 필요하므로 재료처럼 각각 업무를 분산해서 담당 직원을 정하고 관리해야 합니다. 이때 치과 내부의 재료나 기구 들을 종류별로 나누어 담당하는 이유는 많은 업무를 효율적으로 처리하기 위함일 뿐이지 네 일, 내 일을 구분하기 위한 것이 아니에요. 결국 치과 내의 모든 구성원들은 같은 재료나 기구를 사용하고 같은 공간을 공유하니까요.

치과 업무는 최종적으로 모든 구성원들이 함께 신경 쓰고 도와야 하는 것이죠. 그래야 서로 빠지는 부분 없이 체크하며 수정할 수 있으니까요. 치과 전체에 대한 관심은 서로의 일을 돕는 마음과 행동이면 충분합니다. 그러니 내 담당이 아니라고 해서 쉽게 지나치지 말고 함께해 보려고 하세요. 내가 도움을 주면 다른 담당 선생님도 분명 필요할 때 내 일을 도와줄 테니까요. 치과 업무는 혼자보다 전체가 함께하면 쉽고 빠르게 해결할 수 있습니다. 각 구성원이 치과 내의 모든 일을 할 수는 없지만, 모든 사람이 모든 일에 협력할 수는 있으니까요.

꼭 기억하세요!

잘 메모한 쪽지 한 장의 힘

책임자에게 관리 품목을 보고할 때는 한 가지 팁이 있습니다. 누군가 한 가지 일에 몰두하고 있을 때, 스치듯 지나가는 한마디는 쉽게 기억하지 못하죠. 어머니께서 집 밖으로 나가는 저에게 스치듯 던진, 우유 사오라는 말에 대답은 해도 기억에 남지는 않았잖아요. 그래서 고작 우유 하나를 사 오는 데에 삼 일이나 걸렸죠. 치과 업무도 마찬가지입니다. 떨어진 재료를 알아보고 재료 담당 선생님에게 말해 주는 것까지는 좋은 행동이에요. 하지만 바쁘게 각자 업무를 진행하는 중에는 내가 봤던 재료를 기억하지 못할 수도 있고, 말을 들은 상대방이 어떤 말을 들었는지 기억하지 못할 수도 있어요. 그러니 평소 잊지 말아야 할 일들은 잘 메모한 쪽지로 전달해 보세요. 필요한 재료를 적어서 전달하면 마지막에 재료를 확인한 나도 잊어버릴 일이 없고, 쪽지를 받은 상대도 기억하기 쉬울 테니까요. 업무를 정확하게 처리하기 위해 기왕이면 서로가 편한 방법으로 확실히 알 수 있도록 도와주는 것이 좋겠죠.

28.

그 수다는 정말 시간 낭비일까

치과에서 환자 상담은 주로 상담 실장님이 진행합니다. 치과의사가 진단하고 나면 환자에게 치료비용과 치료방법, 치료기간 등을 설명하죠. 하지만 치과 내 모든 상담을 실장님만 진행하지는 않습니다. 간단한 충치 치료나 진료 중 갑자기 발견된 치료가 필요한 치아의 경우, 체어에서 협조하던 치과위생사가 치료 방향을 설명하거나 간략히 비용 상담을 진행하기도 하죠. 치과에 따라 다를 수 있지만 신입 치과위생사라고 해서 반드시 비용 상담에서 제외하지는 않습니다.

신입 치과위생사 역시 언젠가는 해야 할 업무 중 하나이므로 간단한 설명부터 직접 환자와 이야기를 해볼 수 있는 기회를 주죠. 이런 간단한 상담 업무를 두고 치과에서는 업무 성장을 위한 기회라고 말하지만, 아무래도 사회 초년생인 신입 치과위생사는 한 번도 해본 적 없는 돈 이야기가 쑥스럽고 어색합니다. 게다가 잘 몰랐던 우리 치과치료 수가에 대해 더듬더듬 말하기도 하고, 어설픈 말주변에 말실수를 하기도 하죠. 그리고 환자가 치료를 진행하지 않는 결과가 나오면, 어설픈 나 때문에 상담을 실패한 건 아닌지 움츠러들게 됩니다.

제가 진료 팀장 때 일이었어요. 진료실에서 환자와 한참을 이야기하던 신입 선생님이 우울한 표정을 짓고 있었죠. 환자도 그리 기분이 좋아 보이진 않았어요. 치료를 고민하던 환자는 조금 더 알아보고 오겠다며 결국 대기실로 나갔죠. 우울해진 신입 선생님은 괜히 본인이 환자와 상담을 해서 치과에 폐를 끼친 것은 아닌지 속상해했습니다. 그런데 잠시 후 대기실로 나갔던 환자가 다시 치료를 하겠다며 진료실로 들어왔어요. 데스크에 있던 상담실장님과 10분쯤 이야기를 나눈 뒤 다시 치료를 결정한 것이죠. 환자가 치료를 시작하겠다는 말에 신입 선생님의 얼굴은 더 우울해졌습니다. 그 뒤로 며칠은 환자들과의 대화를 계속해서 슬그머니 피하더라고요. 신입이지만 환자들에게 살갑게 대하던 친구라 하루 종일 환자와 대화하는 재미로 일하던 친구였거든요. 우울한 얼굴과 축 처진 어깨로 일하는 모습이 안쓰러워 왜 그러는지 물었죠. 돌아오는 대답은 의외였어요. 며칠 전 일임에도 불구하고 아직도 이전 상담에 대해 자책하고 있더라고요. 그리고 이런 기분으로 또 한번 환자와 말하기에 실패하면 영영 환자와 말을 하지 못하게 될까 두렵다고 했어요. 이 신입 선생님의 얼굴이 다시 밝아지기까지 대략 한 달 정도의 시간이 걸린 것 같아요.

신입 치과위생사의 환자 상담은 마치 그 신입 치과위생사가 진료실에서 환자에게 잘못된 이야기를 전달해서 실패했다고 보일 수 있어요. 또는 상담실장님이 잘 이야기해서 성공한 것으로만 보일 수도 있죠. 위 사례의 신입 선생님도 그렇게 생각했기에 치료를 다시 시작하겠다는 환자를 보며 더 우울했을 거예요. 하지만 결과적으로 환자는 치료를 시작했고, 상담은 성공적으로 마무리되었습니다. 치료를 시작한 이상 진료실에서 환자가 왜 나갔는지에 대해 잘잘못을 따질 필요가 없어지는 것이죠. 대신 중요한 점은 상담을 성공이나 실패라는 결과만으로 말할 수 없다는 것입니다. 상담을 아무리 열심히 했어도 오늘은 치료하지 않았지만 다음 날 내원하여 치료를 진행할 수도 있고, 짧은 상담만으로 갑자기 전체 치료를 하는 사례도 많죠. 그러니 누가 상담해서 환자가 나갔다더라, 누가 상담해서 환자가 시작했다더라 하는 말보다 함께하는 상담에서 가치를 찾을 수 있어야 합니다. 치과 업무는 늘 동료나 선배들과 함께하고 있으니까요. 우리 치과 업무가 혼자 하는 것 같아도 늘 동료 직원들과 함께하기 때문에 가능한 일이죠.

사실 위에서 말한 환자는 치료를 해야 할 부분이 한두 군데가 아니었어요. 실장님이 바로 설명을 했다 하더라도 최소 30분의 대화 시간을 가졌어야 할 사례죠. 하지만 실장님과 환자는 10분 만에 대화를 마치고 치료를 시작하였습니다. 그 이유는 바로 신입 선생님이 진료실에서 이미 환자에게 많은 이야기를 풀어주었기 때문이에요. 서로 뜻이 통하지는 않았어도 환자와 신입 선생님 사이에 오간 많은 이야기들이 환자가 원하는 방향을 뚜렷하게 알려주고 생각해볼 수 있는 시간이 되었을 수 있죠. 만약 진료실에서 아무 말도 하지 않고 바로 상담을 시작했다면 실장님과의 상담 시간은 분명 더 길어졌을 거예요. 실장님은 처음 본 환자에게 처음부터 설명을 해야 하고, 환자가 원하는 부분까지 대화를 진행해야 알아낼 수 있을 테니까요.

상담 실장님은 여러 환자들과 이야기하고 환자를 이해시켜야 하는 위치에 있습니다. 이때 상담 시간은 매우 중요하죠. 한 환자에게 너무 오랜 시간을 투자할 경우, 다른 환자와의 상담 시간이 계속해서 밀릴 수 있으니까요. 진료실에서의 간단한 수다나 설명으로 환자의 마음을 움직이면, 이후

실장님들과 더 큰 비용과 더 깊은 대화를 편안하게 이어갈 수 있어요. 더불어 치과 직원 개개인의 상담 시간을 단축시킬 수도 있죠. 누군가 진료실에서 환자와 수다처럼 진행한 대화라고 해도 그 시간이 무의미한 것만은 아니라는 거예요.

치과는 환자와 대화할 수 있는 사람이 여러 명 있습니다. 나를 포함해 팀장님, 실장님, 진료실 선생님들, 경우에 따라서는 원장님도 환자와 대화할 수 있죠. 나와의 대화가 순조롭지 않은 환자는 원장님과 이야기할 수 있어요. 원장님과 환자의 수다가 부정적으로 흐른다면, 상담실로 옮겨 실장님과 좋은 이야기로 마무리할 수도 있어요. 반면에 실장님과의 대화에서는 기분이 상했지만, 진료실에서 최선을 다해 진료를 설명하면 다시 치료받기로 결정하는 환자도 있죠. 치과 직원 개개인은 환자와 짧은 대화를 나누지만, 단계에 따라 여러 직원들과 대화를 나눈 환자는 결과적으로 긴 시간 동안 치료에 대한 이야기를 듣고 이해할 수 있게 되는 거예요. 그리고 자연스럽게 우리 치과의 장점을 파악할 수 있게 됩니다.

우리 치과만의 상담 성공 사례는 누군가 실패하고 누군가 성공하는 과정이 있을 수 있어요. 이는 잘못된 단계라기보다 꼭 필요한 과정일 수 있답니다. 실패와 성공 과정을 모두 함께 배워나가면 치과 구성원 모두가 서로 상담에 필요한 단계를 보완하고 충족시킬 수 있으니까요. 그러니 나만 대화에서 실패했다고 스스로 낙담할 필요는 없어요. 오히려 위축되어 자리를 피하거나 시도조차 해 보지 않고 다른 사람에게 미루기만 한다면, 환자와 대화하는 법을 배우기가 점점 더 어려워질 뿐이에요.

우리 치과 일은 서열에 따라 문제를 해결할 수 있는 사람들이 있어요. 치과 업무는 각자의 위치에서 진행하기에 개인전인 것 같지만 실제는 단체전에 가깝죠. 신입은 업무 단계에 따라 본인과 능력치가 다른 선배에게 언제든 도움을 받을 수 있어요. 실수를 저질렀거나 환자와 대화가 되지 않을 때, 혼자 해결할 수 없는 일들은 선배에게 부탁해도 됩니다. 실패하거나 실수하면 보고하고 도움을 받으면 돼요. 그러니 신입이라고 해 보기도 전에 모른다고 시도조차 하지 않거나 잘못을 숨기려고 하지 마세요. 시도해본 뒤 실수를 가다듬고 선배에게 도움을 받아 배워나가면 됩니다. 함께 대화하고 풀어나가는 것이 중요하니까요. 함께 일하는 동료들을 믿으세요. 서로 노력하고 환자를 위해 함께한다면 반드시 좋은 결실이 나오니까요.

꼭 기억하세요!

신입 치과위생사의 상담 실패?

신입으로서 해본 적 없는 상담 업무는 아무리 간단해 보여도 분명 어려운 일입니다. 처음 보는 상대에게 전문적인 이야기를 전달하고 동의를 끌어내는 일은 그만큼의 책임이 따르니까요. 책임을 진다는 것은 처음부터 끝까지 나 혼자 일을 마무리해야 한다는 압박감으로 다가올 수 있죠. 신입인 내가 괜히 이야기해서 성공 사례를 실패하게 만들지 않을까 하는 부담감이 생기니까요. 그러나 상담 실패는 반드시 직급과 연결되는 것은 아닙니다. 누구와 말하든 상관없이 듣는 환자의 성향에 따라 결과는 달라질 수 있으니까요. 처음부터 치료를 할 계획이 없던 환자였거나 여러 치과를 둘러보며 비용을 확인하려는 환자인 경우에는 상담 실장님의 상담에도 치료를 진행하지 않을 수 있어요. 치료 설명 부위가 평소 전혀 불편하지 않은 부위여서 치료를 미룰 수도 있고, 경제권이 본인에게 없는 환자는 바로 치료를 진행하기 어려울 수도 있죠. 치과에 오는 환자들은 모두 각자의 사정이 있으니까요. 치료를 결정하지 않더라도 그것은 상담 실패가 아니라, 환자 개인의 사정에 따른 결과일 뿐이죠. 환자와 대화하기 시작한다면 상담 실패는 있을 수 없어요. 환자가 치료하지 않아도 다음에 보완할 수 있는 상담 경험이 생기니까요. 진짜 상담 실패는 치과위생사가 아무 말도 하지 않아 환자가 아무런 정보를 얻지 못하는 순간뿐입니다.

그러니 주눅 들지 말고 일단 시작해 보세요. 여러 번 연습하면 늘어나는 손 기술처럼 여러 번 시행하면 말하는 기술도 점점 늘어나게 될 테니까요.

29.

너! 그거 틀린 거야

제가 초등학생일 때 학교에서 왼손으로 글씨를 쓰면 틀린 손이라고 배웠습니다. 실제 왼손을 사용하면 손등을 때리는 선생님도 계셨죠. 서로의 다른 점을 인정하기보다 '다름'을 '틀림'으로 말했어요. 나와 다르다는 이유만으로 상대의 행동을 틀린 행동으로 가르쳤죠. 요즘은 왼손으로 글씨 쓰는 사람을 지적하는 학교는 없을 거예요. 하지만 다름을 틀림으로 규정짓는 일상 속 가벼운 오류는 곳곳에 남아 있죠. 우리나라 사람들은 '틀리다'와 '다르다'라는 단어를 자주 혼용합니다. "나이 드니 예전과 몸이 틀리다."라고 표현하거나 "너희는 쌍둥인데, 왜 얼굴이 틀려?"와 같은 잘못된 표현을 사용하죠. 이는 단순 표현의 문제일 수 있어요. 하지만 편향된 사고에서 오는 진짜 다름과 틀림의 혼용은 지양해야 합니다.

치우친 생각에 갇혀 지내다 보면 다름을 다름으로 구분하고 인정하지 못하는 습관까지 생길 수 있으니까요. 이는 치과임상에서도 마찬가지예요. 각자가 속해 있는 병원 업무를 절대적 기준으로 세울 경우, 치과임상의 서로 다른 여러 가지 방식을 틀린 방식으로 치부할 수 있죠. 이러한 폐쇄적인 사고는 누군가 열심히 배운 방법을 틀린 것으로 매도해 버리거나, 새로운 생각을 받아들이기 어려운 임상가로 자라게 합니다. 결국 틀림과 다름을 구분하지 못하는 경우가 발생할 수 있죠.

사전적 의미로 '틀림'은 바른 것에서 어긋남을 뜻하고, '다름'은 다른 것과 구별되는 것을 의미합니다. 틀림과 다름은 절대 같지 않아요. 치과마다 다른 치료방법이나 다른 진단 방식은 환자를 위한다는 목적을 충족할 수 있다면 다양한 방식으로 접근할 수 있어요. 단지 진료를 행하는 사람의 방법 차이일 뿐이니까요. 다만 치료나 진단을 시행해 목적과 벗어나는 틀림은 주의해야 합니다. 틀린 행동은 환자를 위한 치료 목적 자체를 충족시킬 수 없으니까요.

제가 학생시절 실습생일 때, 임플란트용 핸드 드라이버를 물로 닦았다고 혼이 난 적이 있어요. 이전 실습 병원에서는 반드시 물로 닦으라고 배웠는데, 이디서 틀린 방법을 배웠냐며 잔소리를 들었죠. 비록 몇 주였지만 지난 실습 기간에 열심히 배웠던 일이 전부 틀린 일이었다니, 앞으로 배울 일들이 전부 헷갈리기 시작했어요. 그날 이후 작은 준비 하나에도 내 행동이 틀린 것은 아닌지 스트레스를 받기 시작했죠.

지금 생각해 보면 참 어이없는 일이에요. 핸드 드라이버를 헥사메딘으로 닦든, 물로 닦든, 알코올 솜으로 닦든 틀린 일은 아니거든요. 다음 환자에게 피 묻은 드라이버를 내놓지 않기 위해 깨끗이 닦아 내는 것이 중요하니까요. 다만 핸드 드라이버를 부식될 수 있는 용액으로 닦아 내거나, 부식되도록 용액에 드라이버를 오랜 시간 담가 두는 행위는 틀린 행동일 수 있어요. 환자의 구강내에 사용하는 핸드 드라이버에 녹이 슨다면 기구로서 제 역할을 못할 뿐 아니라, 환자의 구강내 세균 감염의 원인이 될 수도 있으니까요.

때때로 술자와 일하는 협조자는 간혹 술자의 진료 행위에 대한 틀림을 이야기하기도 합니다. 비슷한 사랑니를 발거할 때 어떤 원장님은 잇몸 절개를 많이 하고 시야를 확보한 후 단숨에 사랑니를 뽑아내죠. 반면, 어떤 원장님은 잇몸 절개를 최소화하고 최대한 치아를 잘게 쪼개서 발거하기도 합니다. 이에 따른 환자의 예후나 치료 시간은 분명 다를 거예요. 하지만 발치 시간이 오래 걸렸다고 해서 틀린 치료를 한 것도 아니고, 다음 날 환자의 얼굴이 부었다고 해서 틀린 발치를 한 것도 아니에요. 중요한 것은 사랑니 조각이 남아 있지 않게 깨끗이 발치를 하는 것이죠.

술자는 술자가 배운 이론대로 근거를 만들어 치료를 진행합니다. 전국 모든 치과위생사의 교과서가 같지 않듯 치과의사 역시 각기 다른 방식으로 교육을 받고 면허증을 취득하죠. 각자가 배운 이론 방식에 의한 차이로 진료 행위가 달라질 수 있는 거예요. 어떤 진료가 틀린 진료인지를 누군가 채점하고 평가할 수는 없는 일이죠. 다만, 사랑니를 발거해야 하는데 다른 영구치를 발거하면 틀린 일이 되는 것입니다.

치과에서 사용하는 특정 재료 역시 마찬가지입니다. 임플란트는 체결 과정에서 어버트먼트 홀을 메우는 과정이 있어요. 어버트먼트 구멍을 막아 접착제가 스크루 안쪽으로 흘러넘쳐 들어가지 않도록 하는 목적이 있죠. 이 어버트먼트 홀을 메울 때는 퍼밋을 넣든, 팔렛을 넣든, 테프론테이프를 넣든, 스크루 홀 전용 충전재를 넣든 재료는 상관이 없어요. 각각의 재료가 해내는 역할은 어버트먼트 홀 내부에서 교합면 레진 층을 지지하고, 스크루를 보호하며, 불순물이 침투하는 것을 방지하는 것만 하면 되는 것이죠. 여러 가지 재료들 중 각 치과에서 사용하기 편한 재료를 사용해도 되고, 그동안 사용해 보니 예후가 좋은 재료를 골라 사용해도 상관없어요. 구멍을 메우는 재료가 다를 뿐이지, 어떤 재료로 구멍을 막든 틀린 재료는 아니니까요. 다만 임플란트 어버트먼트 홀을 막지 않고 비워두어서 구멍으로 음식물이 들어가도록 놔두는 것이 틀린 진료일 뿐이죠.

멋모르는 신입 시절에는 그저 모든 것이 새롭고, 새로운 방식들을 흡수하기 바쁠 거예요. 그리고 그 안에서 정답을 찾으려고 애를 씁니다. 나만의 방법이 없으니 어딘가 하나의 정답이 있을 것이라 생각하기 때문이죠. 그때 누군가 알려 주는 방법이 모든 치과임상의 유일한 정답이라고 생각할 수 있어요. 그러나 치과임상은 정답과 오답으로 나뉘지 않습니다. 정말 다양한 방법이 존재하죠. 이는 진료 방법의 맞고 틀림을 가르기 위한 것이 아니랍니다. 미세한 진료 방법의 차이에서 오는 다양한 결과물을 확인하고, 환자를 위한 최선의 선택을 위한 방법들이 존재하는 것이죠.

그러므로 치과임상 기술을 배울 때 누군가 어떤 방식이 틀렸다고 말한다면 맹목적으로 틀렸다고 매도하기보다 틀린 이유를 한 번쯤 생각해 보세요. 그리고 그 이유가 정말 원칙을 벗어나 틀린 것이라면 두 번 다시 하지 말아야 하죠. 원칙을 벗어나는 치료방법은 병원이나 환자의 어느 쪽에도 도움이 되지 않으니까요. 또한 누군가 내가 알던 방법과 다른 방법으로 진행하더라도 그 과정을 존중해 주고, 과연 어떤 방법이 환자에게 좋은 것인지를 생각하고 받아들여 보세요. 다른 방법을 이해하고 더 좋은 방법으로 나아가는 것이죠. 더 좋은 재료와 더 좋은 방법을 받아들이고 선택한다면, 우리 치과만의 더 좋은 진료 방식으로 환자에게 더 나은 편의를 제공할 수 있을 테니까요. 환자를 위한 전문가로서 다름을 틀림으로 배척하지 말고, 서로 다른 지식을 자산으로 받아들이고 늘려 가보세요. 사람과 함께하는 일,

사람을 대상으로 하는 일에 획일화한 정답은 없어요. 단지 환자를 위한 마음만 있을 뿐이죠.

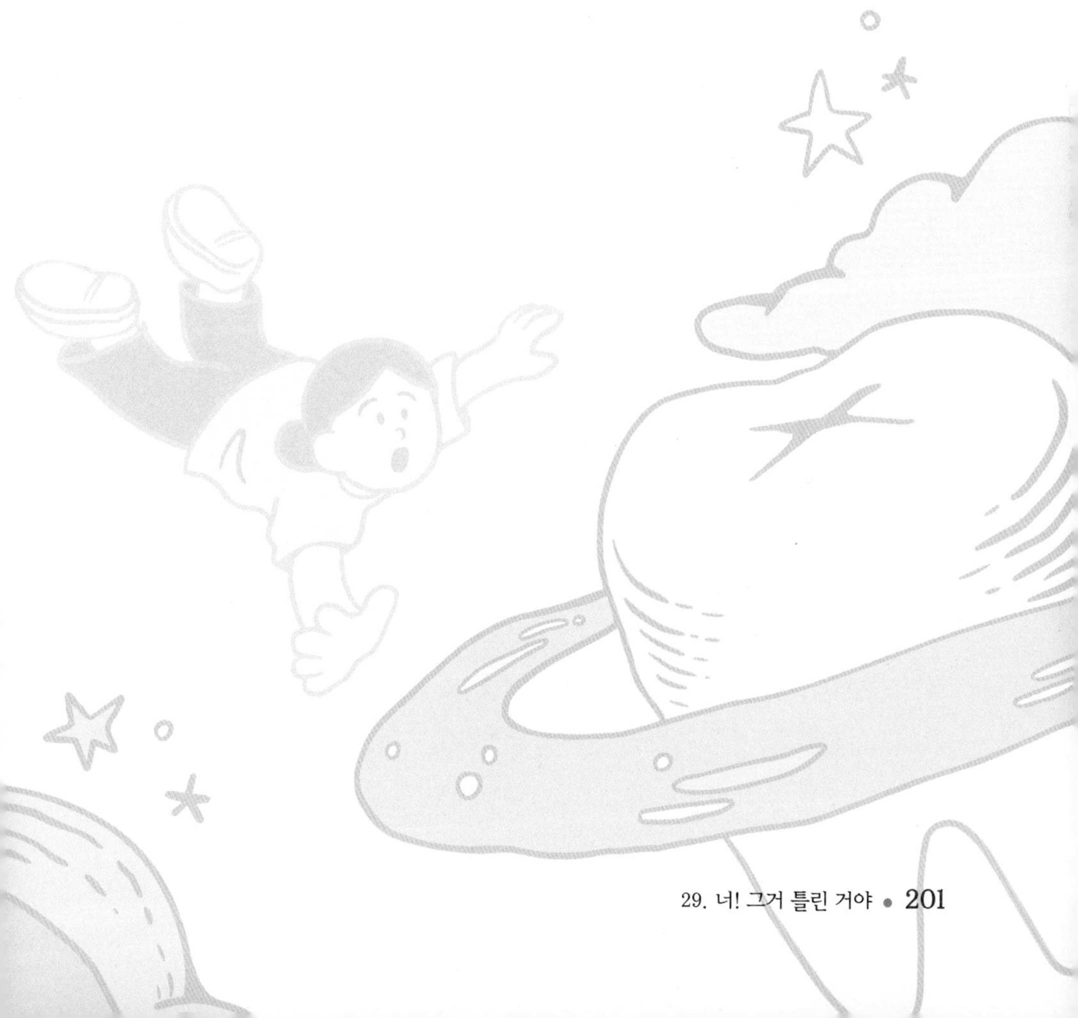

아는 언니, 아는 동생이 아닌 예의 갖춘 직장 동료

치과의 채용 공고들을 보면, 가족 같은 직장을 강조한다거나 직원 화합을 강조하는 글이 있습니다. 하루 9시간 이상을 보내는 직장에서 직원 간의 화합은 중요하니까요. 어려운 사회생활에서 더 어려운 수직 관계보다 친근한 인간관계는 서로 일을 하는 데 도움이 될 수 있어요. 직장 구성원들끼리 친해지면 말하지 않아도 서로 일을 맡아서 해 주죠. 하기 싫은 일도 서로 보완해 가며 도와주기도 하고요. 이처럼 직원들 간의 사이가 좋으면 함께 오래 일할 수 있다는 장점이 있습니다.

그러나 가족 같은 직원을 원한다고 해서 서로 친한 언니, 동생 사이를 구한다는 말은 아닙니다. 직장은 업무를 위해 모인 사람들의 관계이므로 기본적으로 업무가 주가 되어야 하죠. 직장은 업무를 하는 곳이지, 실수한 일을 미루거나 덮어 주는 이웃집 언니를 만나는 곳은 아닙니다.

함께 일하는 이웃집 언니와 멀어지면 오히려 각자의 업무가 어려워지고 삐걱거릴 뿐 도움이 되지 않아요. 친한 사람과 관계가 소원해지면서 업무에 지장이 생기는 경우도 있어요. 어제까지만 해도 말하지 않아도 서로 업무를 보완해 주는 사이였는데, 상대가 싫어지면 할 수 있는 일도 괜히 도와주기 싫어지죠. 이는 업무능력과 전혀 상관없이 전체적인 치과 업무에 나쁜 영향을 줄 수 있습니다. 충분히 내가 할 수 있는 업무임에도 불구하고 사람에게 지쳐 일을 하지 않게 되니까요. 또한 너무 좋은 관계는 책임을 회피하게 만들기도 합니다. 친한 사람의 허물을 덮어 주려고 업무적 실수를 쉬쉬할 수도 있으니까요. 하지만 허물을 덮어 주기만 한다면 상대는 잘못된 업무 처리를 이해하지 못하고 습관으로 만들 수 있습니다. 이는 상대를 위한 것이 아니라 오히려 상대를 망치는 행동이 될 수 있어요. 그러니 선후배 사이에는 적절한 경계선을 가지는 것이 중요하죠.

직장 내 좋은 관계란 누군가는 서로 이해하는 것이라 하고, 누군가는 신뢰하는 관계가 좋은 관계라고 이야기합니다. 직장에서 함께하는 우리는 사람이기 때문에 사람과의 관계에서 만족감을 얻고 동기부여를 받을 수는 있어요. 하지만 그에 비례하여 함께하는 시간이 길어질수록 인간관계가 어려워지는 이유는 서로 너무 많은 것을 바라서일 수도 있고, 관계에 지쳐서일 수도 있죠. 사회생활에서 넘치는 관계는 오히려 독이 될 수도 있습니다. 업무와 상관없이 친한 사람, 친하지 않은 사람으로 관계를 나누다 보면 업무적 관계를 잃을 수 있어요.

직장 동료는 직장 동료로서 서로 밀어 주고 끌어 주는 관계를 만들어 가세요. 선후배에 대한 예우를 갖추고 함께 업무를 해결할 수 있는 관계를 유지하려는 노력이 필요하죠. 직장에서는 서로 긍정적인 관계로 함께 발전해 나가는 것이지, 아는 언니, 아는 동생을 만나는 곳은 아니니까요.

제 6 장

나를 위한 일, 일을 위한 나

나를 위한 선택, 치과위생사의 길

이제 치과임상에 대한 이야기는 모두 마쳤습니다. 그동안 여러분께서 임상에서 어려웠던 부분을 찾는 데 도움이 되었다면 좋겠네요. 지금부터는 각자가 치과위생사로서 한 번쯤 생각해볼 만한 이야기뿐이에요. 어찌 보면 어디선가 들어 봤을 법한 이야기일 수도 있고, 어찌 보면 단순한 제 잔소리에 불과할 수도 있죠. 그래도 이 장의 마지막에 꼭 전하고 싶은 이야기가 있습니다.

여기까지 모든 내용을 함께한 여러분은 치과위생사라는 직업에 대해 많은 생각을 하고 있는 사람일지도 모른다는 말이요. 우리 업무가 힘들어 도망치고 싶어도 끝내 버리지 않고 싶어 하는 사람일지도 모른다는 말이요. 단순히 현재에 그치지 않고 치과위생사로서 앞으로 더 나아가고자 하는 사람일 것이라는 말이요. 내가 의식을 했든 의식하지 못했든 하고자 하는 의지가 없다면 재미도 없는 글자를 열심히 읽으며 여기까지 오지는 않았을 테니까요.

물론 각자가 생각하는 치과위생사라는 직업을 대하는 자세의 차이는 있을 수 있지만, 스스로 잘해 보고자 하는 마음은 대부분 비슷할 거예요. 그래서 무엇을 해도 어려운 이 시기를 잘 이겨낸 여러분이 지금까지 내린 치과위생사로서의 선택을 소중하다고 믿을 수 있으면 좋겠습니다. 그리고 내가 믿는 결정은 쉽게 나를 배신하지 않는다는 것을 느끼셨으면 좋겠어요. 어떤 삶이든 결론은 내가 내리는 판단에서 비롯되니까요. 마지막 장에서 앞으로 스스로 가야 하는 치과위생사의 길에 대해 정리해 보세요. '나는 어떤 사람이 될 것인지', '나는 무엇을 고민하고 있는지'를 고민해 보는 시간이 되었으면 좋겠습니다. 내가 갈 길은 내가 정하고 만드는 길뿐이에요. 결국 직업은 내가 해내야 하는 일이니까요.

30.

진짜 퇴근합니다

직장인이라면 언제나 출근과 동시에 퇴근하고 싶을 거예요. 단순한 업무라도 산더미같이 쌓여 있는 일은 보기만 해도 숨이 막히니까요. 단순 업무 처리뿐 아니라 수많은 환자들과 얽혀 하루를 보내는 치과위생사는 어쩌면 일반 직장인보다 퇴근이 더 간절할 거예요. 종일 서 있느라, 뛰어다니느라, 환자들 상대하느라, 재료 관리하느라 신경 써야 하는 일들이 많으니까요. 그래도 나름 정시 퇴근이 가능한 치과는, 퇴근 시간에 눈치 보며 집에 가지 못하는 일반 직장인들에 비해 홀가분한 퇴근이 가능합니다. 환자만 마무리 된다면 굳이 치과에 남아 있을 이유가 없으니까요.

그런데 치과에서 빠져나오면 이상하게 머릿속에 떠오르는 찜찜한 생각들이 있습니다. 문득 아까 봤던 임프레션 환자의 잇몸 속 코드를 제거했는지, 임시치아 마진 길이가 어땠는지, 퍼밋을 넣고 큐어링은 했는지, 고압증기 멸균기 버튼은 누르고 나왔는지……. 바쁜 업무에 치여 무심코 넘겼던 일들이 하나둘 머릿속에 맴돌기 시작하죠. 분명 몸은 퇴근했는데, 퇴근해도 퇴근하지 않은 것처럼 직장에서 있었던 일들이 집까지 따라옵니다.

하루 업무를 쫓아가기에 바쁜 신입 치과위생사는 아마 이런 생각을 더 자주 할지도 몰라요. 익숙치 않은 실력에 치과에서 자주 실수를 하고 자주 지적을 받기 때문이죠. 아무리 잘 챙긴다고 해도 정신없이 지나가는 하루를 따라가다 보면 중요한 업무를 놓치는 경우가 종종 있거든요. 어떤 날은 치과기공소에 보내야 하는 대합치를 빼먹어 실장님께 한소리를 듣기도 하고, 또 어떤 날은 파노라마를 엉망으로 찍어 환자 눈치, 상사 눈치를 보며 재촬영하기도 하죠. 그런가 하면 기구 정리를 잘못해서 팀장님께 잔소리를 듣기도 하고, 진료 중 원장님의 진료기구를 잘못 건드려 혼이 나기도 하죠.

이런 복합적인 실수와 치과 사람들의 지적이 업무 시간 내내 반복되다 보면, 잘하던 업무도 실수하지 말아야 한다는 강박으로 변합니다. 내 업무에 대한 자신이 없을 때는 어떤 일을 잘했는지, 앞으로 어떤 일을 잘할 수 있을지 의문까지 들죠. 이런 사소한 실수에서 이어지는 끝없는 고민은 퇴근해서도 계속 이어지게 되는 거예요.

안타깝지만 치과위생사 업무는 현장에서 바로 대처하지 않으면 남들 몰래 실수를 처리할 수가 없어요. 환자를 대상으로 해야 하는 업무가 많기에 근무시간 중에 해결하지 못한 업무는 집에서 절대 처리가 불가하죠.

하지만 반대로 생각해 보면 우리 직업에 최고 장점이라면 치과 문이 닫히는 순간 모든 일이 종료되어 더 이상 고민하지 않아도 된다는 것입니다. 점심시간이 다 되어 급하게 뜬 임프레션이 잘 나온 게 맞는지, 퇴근 직전 급하게 보낸 환자 잇몸에서 코드를 뺐는지 등 문득 궁금해져도 바꿀 수 있는 상황이 아니죠. 다시 치과로 달려가 환자에게 전화해서 코드가 들어 있는지 확인해볼 수도 없잖아요. 실수한 과거는 밤새 머릿속에 맴돌 수는 있지만, 곱씹어봤자 변하는 일은 없죠. 그러니 이미 벌어진 일과 지나간 시간에 대해서는 후회하지 마세요.

단, 진짜 퇴근을 위해 진료시간에는 환자에게 집중하고 진료실 내에서의 일은 진료시간 내에 충실한 태도가 필요합니다. 사람에게 하는 업무이므로 기본적으로 잘못된 실수를 하면 안 되죠. 사람에게 하는 업무는 사람에게 해를 끼칠 수 있으므로 늘 주의해야 해요. 그러기 위해서는 치과에서 작업을 할 수 있는 시간에 최선을 다하는 거죠. 점심시간이 다 되었어도 본이 애매하게 나온 것 같으면 차라리 그냥 그 자리에서 본을 한 번 더 뜨고, 잇몸에서 코드를 안 뺐나 걱정하지 말고 확실히 버려진 코드를 매일 확인하고, 임시치아 마진이 길지 않을까 고민만 하지 말고 세팅 후 익스플로러로 한 번 더 체크하는 습관을 들여 보는 거예요. 무언가 애매하게 남은 것 같을 때는 주변 동료에게 도움을 요청해 보는 것도 방법이죠. 몰래 넘어가다가 다른 날 들켜 혼나는 상황보다 훨씬 낫지 않겠어요? 이처럼 모든 일을 퇴근하기 전에 그 자리에서 즉시 해결하는 습관을 들여 보세요. 자주 하는 실수에 그 실수를 수정할 수 있는 체크 습관을 덧씌우는 것이죠. 우리가 습관적으로 하는 일은 놓친 것 같아도 이미 끝내 놓은 상태일 때가 많으니까요.

신입 시절에는 다른 선생님들에 비해 어쩔 수 없는 업무 처리 시간이 길 수밖에 없어요. 남들보다 시간을 많이 들여야 남들과 비슷한 수준의 업무 마무리를 할 수 있으니까요. 그렇다면 남들보다 더 많이 체크하고 더 많이 확인해야 한다는 결론이 나옵니다. 괜히 다른 사람들 눈치 보인다고, 빨리 점심을 먹으러 가야 한다고, 퇴근 시간이 다 되어간다고 해서 환자의 치료 마무리를 대충 하거나 해야 할 업무를 미루고 나중에 시간 되면 해야겠다고 하지 말고, 무조건 그 자리에서 마치고 그 자리에서 다시 확인하는 거예요.

일처리를 잘못해서 지적받은 일이 있었다면 그 순간 지적받았음에 속상한 마음으로 끝내지 말고, 잘 알아 두었다가 다음번에 내가 저지른 실수를 직접 보거나 수정할 수 있는 기회가 왔을 때는 반드시 확인하는 것도 중요합니다. 실수한 내용을 들을 때는 '아! 실수했구나.'라고 생각할 수 있지만, 생각만 하고 넘어가면 또다시 실수할 가능성이 높아지죠. 이상하게 떴던 임프레션으로 완성된 크라운은 어떤 문제가 발생하는지, 코드를 빼지 않았던 환자의 잇몸은 얼마나 부어 있는지, 마진을 길게 만든 임시치아는 환자의 잇몸에 어떤 영향을 끼쳤을지 등등 내 잘못은 내가 직접 확인해 보고 다시는 같은 실수를 반복하지 않으려고 노력해야 하죠.

나의 치부를 정면으로 마주하는 일은 쉽지 않아요. 스스로의 흑역사를 들여다보는 것만큼 부끄러운 일이 어디 있겠어요. 하지만 실수는 외면하는 순간 악습관이 되어버릴 수 있어요. 악습관은 환자에게도 물론 좋지 않지만, 정작 본인에게 가장 치명적이죠. 반복되는 악습관은 직감적으로 실수했음을 알기 때문에 퇴근하더라도 퇴근하지 못하잖아요. 그러니 나의 잘못은 인정하고 받아들이고 수정해 보세요. 확실히 일을 처리하는 습관을 들이면 당시에는 조금 번거롭고 힘들게 느껴져도 업무를 마친 나를 믿을 수는 있잖아요. 더 이상 퇴근해서 고민하지 않고 오늘의 나를 믿는 거죠. 그리고 내일의 나도 믿으세요. 분명 오늘보다 더 잘 해낼 거예요.

나의 실수를 마주하고 고친다는 것은 그만큼의 용기가 필요한 일이거든요. 오늘의 업무는 진료복과 함께 치과에 내려놓고 퇴근하세요. 오늘의 나는 최선을 다해 오늘 일을 마쳤을 거예요. 그리고 내일 일은 내일의 내가 다시 맞서겠지요.

31.

어쩌다 치과위생사, 어차피 치과위생사

여러분은 어쩌다 치과위생사가 되었나요? 대학교에 입학한 순간 국가고시만 통과하면 직업이 결정되는 치과위생사는 취업 프리패스를 가지고 졸업하는 직업으로 유명하죠. 이 프리패스권은 실제 임상에서 유용합니다. 취업만 원하면 내가 가고 싶은 직장을 골라서 갈 수 있죠. 그런데 직접 경험하는 실제 임상은 최저임금, 감정노동, 생각과 다른 업무 등으로 실망과 좌절부터 겪기도 합니다. 시작과는 다르게 막상 가까워지면 실제 치과위생사 업무에 부딪치는 것이죠. 더불어 다른 일은 해 보지도 못했는데 결정되어 버린 미래가 원망스럽기도 합니다. 정해진 일을 한다는 것만큼 재미없는 상황이 어디 있겠어요. 학생 때는 공부가 가장 하기 싫은 것처럼 치과위생사는 치과 업무가 가장 재미없는 거죠. 그래서 지속적으로 치과임상에 도전하기가 쉽지만은 않은 것 같아요.

그래도 일을 시작하고 배워 보려고 하는 치과위생사들이 있어요. 아마 이 부분까지 글을 읽은 치과위생사들은 치과 업무를 하고 있겠죠? 그렇다면 만약 지금 누군가 여러분에게 치과위생사 업무를 왜 하느냐고 묻는다면 어떻게 대답할 건가요? 이 물음에 구체적으로 바로 대답할 수 있는 사람이라면 아마 처음부터 목표가 뚜렷한 사람일 거예요. 늘 생각하고 있던 목표는 언제든 기억하고 있으니까요.

목표가 뚜렷한 사람이라면 어떤 직업이든 어떤 일을 하든 분명 곧고 빠르게 목적지로 달려갈 수 있어요. 물론 목표가 있다 해도 중간 중간 여러 난관은 있겠지만, 확실한 목표는 방황하는 시간을 줄여주는 원동력이 될 수 있죠. 그런데 우리 삶에서 목표가 없으면 허송세월만 보내게 되는 걸까요? 그럼 목표가 없는 치과위생사는 일을 하는 이유도 없는 걸까요? 목표가 없다면 치과위생사를 하면 안 되는 걸까요?

아마 모든 사람들이 각자의 삶에서 목표가 뚜렷하지는 않듯 내가 원하는 치과위생사에 대한 목표가 없을 수 있어요. 살다 보니 산다는 말처럼 대학은 가야겠고, 갔더니 치위생과였고, 어쩌다 치과위생사가 된 경우도 있을 수 있죠. 누군가의 조언으로 미래를 결정했을 수도 있고, 성적에 맞춰 치위생과를 선택한 사람도 있을 거예요. 아니면 부모님의 뜻에 따라 입학한 사람도 있을 테죠. 어떤 이유든 치과위생사로서 분명한 목표는 없어도 막연히 오늘도 일은 해 나갔겠죠. 누군가는 오늘 일을 한 이유가 단순히 돈을 벌기 위해서일 수 있어요. 또 누군가는 자동차를 사기 위함일 수도 있고, 다른 누군가는 결혼자금을 마련하기 위함일 수도 있죠. 또 다른 누군가는 명품 백을 사기 위함일 수 있거나 부모님으로부터 독립하기 위함일 수도 있어요. 각자의 이유는 전국의 치과위생사 수만큼 다양하게 존재하겠죠.

그렇다면 각자가 생각하는 수많은 대답을 모아두었을 때 어떤 이유가 가장 가치 있는 이유가 될까요? 왜 치과위생사를 하는가에 대한 가장 멋진 정답이 있을까요? 사실 이 질문은 크게 의미가 없을 것 같아요. 각자의 삶에 대한 이유를 어떻게 순서를 매겨 정할 수가 있겠어요. 게다가 나의 이유가 '사소한 왜'에서 시작했다고 사소한 치과위생사는 아니잖아요? 그저 내가 치과위생사로서 착실히 경력을 쌓고 있다면 '왜'는 언제든 바뀔 수 있는 부분이죠. 경력이 쌓이고 이로 인해 지금껏 보던 것들에 대한 시각이 바뀌거나, 직업적 성장을 이루고 싶거나, 여러 방면에서 직업적 고찰을 할 때가 생길 수 있어요.

8살에 처음 학교에 들어갈 때는 누구나 가는 것이니 시작하지만, 15년 넘게 학교를 다니다 보면 학교를 다니는 이유가 생기잖아요. 마찬가지로 일이라는 것도 하다 보면 내 안의 이유는 언제든 바뀔 수 있어요. 바뀌기 전까지의 시작이 중요한 것이죠. 시작을 했다면 그것만으로도 충분히 어딘가로 갈 수 있는 바탕이 되는 거예요. 출발조차 하지 않는 사람에게 목적지는 있을 수 없죠. 어떤 분야에서 능력 있어 보이는 사람은 분명 그 일을 시작한 후 부딪치고 경험해서 경력을 쌓은 뒤에 생긴 능력이잖아요! 하찮아 보이고 작아 보여도 모든 일은 늘 작은 일에서부터 시작되죠. 우리도 내 직업적 경험을 충분히 해본 뒤 목표를 찾아도 괜찮아요. 그러니 해 보지 않고 쉽게 놓지 마세요. 이미 열심히 배웠잖아요. 가끔 우리 일도 문득 그냥 한번 해 볼 수 있어요. 누가 했는데 힘들다더라, 돈도 안 되고 할 게 못되더라 하는 말들은 그 사람의 생각이나 그 사람의 경험일 뿐이에요. 나의 생각과 나의 경험은 내가 만들어가는 거잖아요.

자꾸 보니 예뻐 보인다는 에펠탑 효과가 있습니다. 에펠탑은 처음 지어졌을 당시에는 흉물 취급을 당하면서 당장 철거하자는 의견들이 많았죠. 그러나 지금은 세계적으로 프랑스를 상징하는 대표 건축물이 되었어요. 사람들은 처음에는 에펠탑을 싫어했지만, 에펠탑에 대해 반복적으로 노출될수록 호감도가 증가한 것이죠. 우리 직업도 마찬가지예요. 처음에는 힘들고 하찮은 일이지만, 우리가 직업을 떠나지 않고 예뻐하면 직업이 나에게 무엇을 가져다줄지 몰라요.

현재 내가 가지고 있는 것에 시간을 들여 천천히 살펴보는 것이죠. 당장 많은 것을 기대하고 남들보다 많이 일하려고 숨을 헐떡이며 살지 않아도 괜찮아요. 또 아무 목표도 없다고 나를 바보 취급하지 않아도 괜찮아요. 다만 직업에 대한 생각만 하고 움직이지 않으면 경험도, 능력도 적립되지 않습니다. 먼 훗날 이력서에 적힌 내 경력은 나만이 쌓을 수 있어요. 사회생활 능력이 아무리 뛰어나도 경험이 없는 전문가는 전문가로 불리지 못하죠. 남들은 나의 경력으로 나를 판단하려고 하니까요. 치과위생사라는 직업은 특히 그렇죠. 전문적인 직업이잖아요. 나중에 내가 어떤 일이든 하고 싶은 일을 하기 위해서라면 직업을 위해 살아야 하는 시간은 분명 필요합니다.

이제 여러분은 어떤 치과위생사가 되고 싶은가요? 어쩌다 치과위생사가 되었다고 해도, 어차피 치과위생사가 된 바에야 이 자리를 지키고 직업과 함께하는 진짜 치과위생사가 되어 보는 것은 어떨까요.

32.

'기회의 신'을 검색해 보세요

매년 신입 치과위생사들에게 빠지지 않고 듣는 이야기가 있어요. "실제 치과위생사 연봉은 얼마예요?", "치과위생사로서 어떤 일을 할 수 있어요?", "몇 살까지 일할 수 있어요?" 등의 질문이죠. 한번 사는 인생에서 선택의 기회가 주어진다면 굳이 힘든 선택을 할 필요는 없잖아요. 알아볼 수만 있다면 누구나 좋은 선택을 하고 싶어 하죠.

치과위생사의 업무는 처음 시작이 어려워서 그렇지 직접 해내다 보면 생각보다 어렵지 않아요. 실전에서 경험하고 경력이 늘어나면 자연스럽게 남들에게 인정받을 만한 실력이 갖춰지죠. 또 우리가 하고 있는 전문가로서의 일은 익숙한 업무를 반복하기에 금방 실력을 키울 수 있어요. 숨 쉬듯 손기술을 부릴 수 있는 순간이 오죠. 업무가 일상이 되어버리니까요. 일상이 되어버린 직업은 가장 편안한 시간을 보낼 수 있고, 시간이 지나면 월급도 알아서 들어옵니다. 가끔 힘든 일도 있고 그만두고 싶은 시기도 있겠지만, 그렇지 않은 직업이 몇이나 되겠어요. 사실 말 그대로 월급만 잘 받으면 평탄

한 생활을 할 수 있는 직장인이 되죠.

그런데 같은 직업을 가지고 있지만, 많은 변화를 이루어내면서 다른 길을 가는 사람들이 있어요. 제가 1년 차 치과위생사일 때 치과위생사 월급은 250만 원이 최고일 거라고 말했어요. 하지만 불과 10여 년 만에 SNS나 기타 소식통에 따르면, 연봉 1억을 받는 치과위생사 수도 늘고 있고, 사업체를 운영하며 대표직을 맡고 있는 치과위생사도 있죠. N잡러로 치과일 외의 수입을 늘리는 선생님도 있고, 반드시 치과가 아니라 회사로 취업하는 치과위생사도 있어요. 60대에 일을 유지하는 치과위생사들도 있죠. 혹시 이분들은 처음부터 특별한 일을 해서 남들과 다른 연봉, 다른 업무, 오랜 기간 직업 유지 등을 할 수 있는 것일까요? 그렇다면 평범한 치과위생사로 평범한 치과 일을 시작한 나는 어떻게 해야 다른 일을 시작할 수 있는 것일까요?

사실 제가 연봉 1억을 받는 치과위생사나 사업체를 가지고 있는 치과위생사가 아니라서 "이렇게 살아야 저처럼 벌 수 있습니다."라는 말은 하지 못합니다. 그러나 한 가지 확실한 것은 움직이지 않는 사람에게는 많은 돈이나 특별해 보이는 기회들이 주어지지 않습니다. 반드시 치과에 국한되지 않아도 대부분 사회에서 성공한 사람들의 공통점은 계속해서 움직인다는 것이죠. 자신의 부족한 부분을 찾아 공략하고 바꿔 나가요. 의도하든 의도하지 않든 늘 현재를 바꾸며 미래를 만들어 가죠. 아마 주변에 고등학생 때 하기 싫은 공부를 열심히 하던 친구들은 조금 더 자신이 원하는 일이나 원하는 대학교에 가까워져 있을 거예요. 아니면 공부를 지지리도 못하던 친구가 어느 날 갑자기 목표를 정하고 그것을 위해 열심히 실천해 목표를 달성한 경우도 있죠.

물론 적성에 맞다면 그냥 하던 일을 계속한다고 해서 절대 문제가 되지 않아요. 내 생활은 나만 만족하며 살아낼 수 있으니까요. 그 자리에 머물든 새로운 일을 시작하든 그것은 나의 선택입니다. 이 또한 어떤 일의 기회가 될 수 있죠.

하지만 기회가 왔을 때 할 수 있는데 하지 않는 것과, 하고 싶어도 할 수 없는 사실은 조금 달라요. 학점이 모자라서 내가 원하는 대학병원에 입사하지 못하는 것, 경력이 모자라서 가고 싶던 회사의 채용공고가 나도 면접 기회조차 가질 수 없는 것, 경력이 모자라 동기보다 낮은 월급을 받는 것 등등 과거 나의 선택으로만 현재를 결정할 수 있는 순간이 있죠. 비슷한 기회는 누구에게나 주어지지만 하고 싶어도 할 수 없다면, 할 수 있었음에도 하지 않아 훗날 하고 싶은 일에 도전조차 할 수 없다면 그건 너무 슬픈 일이잖아요.

여러분은 혹시 기회의 신을 아시나요? 검색창에 '기회의 신'을 찾아보면 벌거벗은 몸에 날개가 달린 기괴한 신을 볼 수 있을 거예요. 거기에 앞머리는 길고 뒤통수는 대머리죠. 기회의 신은 벌거벗은 몸 때문에 사람들 눈에 잘 띄고, 긴 앞머리는 한 번에 낚아채기 쉬워요. 그러나 몸에 달린 날개 때문에 매우 빠르게 사라지죠. 머리카락이 없는 뒤통수는 손을 뻗어도 잡을 수가 없다고 해요. 기회의 신이 머문 그 순간에만 잡을 수 있죠. 이처럼 기회는 누구에게나 찾아오지만, 그 기회를 알아보고 잡을 수 있는 사람만 쟁취할 수 있어요. 그러나 대개 아무것도 준비하지 않는 사람에게는 기회가 온다 해도 잡을 수 없죠. 결국 직업이 가져다줄 연봉이 얼마인지, 얼마나 덜 힘들게 일을 할지, 직업을 얼마나 오래 유지할 수 있는지 등의 질문 이전에 그 기회를 잡을 수 있는 지금을 바꿔 나가는 것이 중요할 거예요.

현재 기회를 잡기 위한 준비는 과거의 내가 이미 했어야 하니까요. 현재의 나는 과거의 내가 만든 지금이잖아요. 그렇다고 현재의 기회를 잡지 못하는 나를 보며 과거에 그런 선택을 했던 이미 지나간 나를 저주하며 바꾸려고 애쓴다 한들 바꿀 수도 없어요. 바꿀 수 있는 순간은 지금뿐이죠. 지금이라는 찰나의 순간도 지나면 과거가 되고, 지금의 과거가 모여 또 다른 미래가 될 테니까요. 그때 또 후회한들 또다시 우리는 아무것도 바꿀 수 없겠죠. 이미 모두 지나간 일일 테니까요. 그러니 늘 지금에 충실하세요. 시작은 지금만 할 수 있습니다. 시작만 한다면 그 일은 언제, 어디서, 어떤 결과를 가져다줄지 아무도 모르죠. 물론 아무런 결과를 가져오지 않을 수도 있어요. 미래에 대해서는 누구도 장담할 수 없으니까요. 하지만 시작이 없으면 결과는 없어요. 시작만 있다면 어느새 원하는 일에 가까워져 있을 확률은 늘어나죠. 과거도 미래도 아닌 지금의 시작에 충실한 사람만이 기회의 신을 잡을 수 있어요. 아마 이 사실은 누구도 부정할 수 없을 겁니다.

사실 지금 내가 하고 있는 일이 어렵다면 새로운 일까지 도전하기는 쉽지 않을 거예요. 또는 가장 편안한 일을 하고 있어도 새로운 시작을 하기 부담스러울 수 있죠. 하지만 기회는 움직일 때 만들어낼 수 있습니다. 치과 임상이 쉽다고 느껴지는 전문가가 될 때까지 지금의 사소한 경험들이 여러분의 바탕이 될 거예요. 여러분이 충분히 임상에 도전한다면 몇 년 뒤에는 그 몇 년 차의 치과위생사가 될 수 있죠. 시작이 미약하다고 실망하지 마세요. 이미 시작했다면 시작만으로 기회의 신을 만날 기회가 생길 테니까요.

33.

뻔한데 뻔하지 않은 치과임상

치과임상의 시작은 쉽게 눈에 보이지 않고 간단히 손에 잡히지 않습니다. 이미 배웠기에 뻔할 것이라 생각했는데, 막상 업무를 하다 보면 뻔하지 않은 경우가 많으니까요. 또 해야 할 업무는 많은 것 같은데 막상 어디서부터 해야 할지 감을 잡기도 어렵고요.

그렇다고 무엇이든 닥치는 대로 열심히 한다고 해서 무조건 실력이 느는 것도 아닙니다. 모든 것을 다 잘하려는 조급한 마음보다 치과임상 기술이나 치과 상황을 충분히 지켜본 다음, 나에게 필요한 부분을 충족시키는 것이 중요하죠.

먼저 신입 치과위생사들은 업무 기술을 늘리기 위해 효율적인 연습 과정이 필수입니다. 이때 일상생활에서 흔히 사용하는 '해야 할 일 리스트'처럼 해야 하는 연습 목록을 작성해본다면 많은 도움을 받을 수 있어요. 일단 내가 해야 하는 일들을 정리하는 것만으로도 연습이 필요한 부분을 알 수 있잖아요. 임프레션을 잘하고 싶다면 임프레션 연습을 적어 보면서 그에 따른 상호실습을 할 것이고, 러버댐 장착을 잘하고 싶다면 잊어버리지 않고 러버댐 장착 연습을 할 수 있으니까요.

그러나 업무 기술 능력 향상에서 '해야 할 일 리스트'만 적어놓고 매달린다고 해서 모든 일이 해결되지는 않습니다. 무작정해야 하는 목표를 적어놓고 그에 따른 연습을 수행했다고 해서 결과가 늘 좋은 것만은 아닐 수도 있거든요. 예를 들어, '임프레션 상호실습 10회'가 오늘의 '해야 할 일 리스트'였다고 가정해볼게요. 리스트에 적힌 대로 충실히 상호실습을 열 번 진행했습니다. 그런데 열 번 모두 임프레션을 망쳤어요. 이렇게 반복적으로 몇 개월을 임프레션 연습에 집중하면 임프레션 실력은 언제쯤 좋아지게 될까요? 아마 때마다 성공하는 임프레션을 진행하기까지 꽤나 오랜 시간이 걸릴 거예요. 그러므로 효율적인 기술 능력 향상에서는 '하지 말아야 할 일 리스트'를 함께 만드는 것이 좋습니다.

물론 '해야 할 일 리스트'에 따른 움직임은 전혀 연습을 하지 않는 사람에 비해 훨씬 빠르게 성장할 수는 있을 거예요. 하지만 거기에 '임프레션 다섯 번 이상 뜨지 않기' 목록이 추가되어 있다면, 연습에 조금 다른 결과를 만들어낼 수 있겠죠. 연습 중 하지 말아야 하는 '임프레션 실패' 자체가 목표가 된다면 세 번째나 네 번째 연습 순간에 내가 진행하는 과정을 다시 한 번 생각해볼 수 있으니까요. '이번이 마지막 기회인데 어떻게 하면 임프레션을 망치지 않을 수 있을까?', '어떤 타이밍에서 인상재에 기포가 생기는 것일까?' 등의 구체적인 방법을 고민하게 되죠.

이처럼 잘못된 부분을 수정하면 조금 더 빨리 목표에 도달할 수 있어요. 해야 할 것과 하지 말아야 할 것을 동시에 알고 있다면 상호 보완이 가능하니까요. 이때 실패 경험을 정리하는 나만의 임상 기술 정리 노트가 있다면 나의 부족한 부분을 조금 더 빨리 알아차릴 수 있겠죠!

경험이 주가 되는 치과임상에서 무조건 성공하는 경험만이 중요한 것은 아닙니다. 기술을 수행할 때 성공 확률이 높은 기술은 내가 할 수 있는 기술로 정하고 비슷한 과정으로 진행하면 돼요. 그러나 치과임상은 환자 상태나 치과 환경, 치과재료 등에 따라 변수가 너무나도 다양하죠. 때문에 우연히 성공했다고 하더라도 성공한 이유를 명확히 잡아내기 어려울 수 있어요. 그러므로 성공 확률이 그리 높지 않은 기술은 반드시 실패한 기술을 확인하는 재정비가 필요하죠.

사실 나의 실패 경험을 돌아본다는 것은 유쾌한 일은 아니기에 보통은 한 번 실수하면 그 상황을 피하고 싶어 합니다. 하지만 진짜 실력은 실패를 줄이는 데서 시작돼요. 우연한 성공에서는 명확한 기술 포인트를 찾기 어렵지만, 실수한 부분은 명확히 알 수 있잖아요! 실패한 일을 적어 보고 밑거름 삼아야 같은 실수를 다시 반복하지 않게 되겠죠.

다음으로 사람과 함께해야 하는 치과위생사 업무는 센스가 중요하다는 말을 많이 듣게 될 거예요. 평소 어디를 가도 센스 없다는 말은 들어본 적이 없는 것 같은데, 유독 사회에서 원하는 센스는 맞추기가 어렵죠. 사실 이는 사회 초년생이 바로 간파하기 힘든 부분입니다. 왜냐하면 직장생활에서 센스는 상대가 어떤 사람인지에 따라 다를 수 있거든요. 어떤 사장님은 직장에서 조용히 할 일을 하는 사람을 센스 있는 사람이라 하고, 어떤 부장님은 활기차게 이야기하며 업무를 공유하는 직원을 센스 있는 직원이라고 할 수 있으니까요.

이처럼 사회생활에서 '센스'라는 단어는 다른 사람의 기준에 맞춰야 하는 것이 대부분이며 추상적인 부분이 많습니다. 그러니 무작정 남이 원하는 센스를 다 맞출 수는 없는 상황이 되는 것이죠. 그렇다면 맹목적으로 치과 상황에 맞는 센스를 키우려 노력하기 전에 센스 없는 사람이라고 지적을 받았던 부분부터 처리해 보는 것은 어떨까요?

예를 들어, 내가 자꾸 무엇인가를 흘리고 다니는 사람이라고 해볼게요. 아무것도 아닌 일이지만 여러 사람들이 함께하는 사회생활에서 무언가를 자꾸 빠뜨리거나 흘리는 습관은 분명 지적을 받을 만한 일입니다. 일부러 그러는 것이 아니라고 해도 습관적으로 같은 행동을 보이면 가르치려는 상사를 무시하는 직원으로 보이거나 꼼꼼하지 못한 센스 없는 직원이 되는 것이죠.

사실 아무리 사회생활이라고 해도 일평생 살아온 습관을 단번에 고치기는 쉽지 않습니다. 그렇다면 잘못된 습관이나 자주 지적받는 습관을 알아두고, 그것을 보완하기 위한 방법을 생각해 보세요. 물건을 잘 떨어뜨린다면 내가 떨어뜨린 물건이 아니더라도 떨어진 물건은 무조건 다 줍는 노력을 해보는 것이죠. 그렇게 한다면 최소한 바닥을 어지럽혀 다른 사람들에게 피해를 주는 사람이라는 오명은 벗을 수 있게 되잖아요.

치과 상황 중 내 실수에 대한 정리 노트를 만들어 보는 것이죠. 그리고 실수를 보완하기 위해 나를 조금씩 바꿔가 보세요. 나를 센스 없는 사람으로 평가하는 사람을 이해시키기보다 내가 자주 실수하는 부분을 고치는 행동의 결과가 오히려 빠르고 쉬운 해결 방법일 수 있습니다. 남이 요구하는 센스는 뻔하지 않지만, 내가 자주하는 실수나 실수가 일어날 상황은 뻔히 알고 있잖아요.

그러니 남들 기준처럼 바꿀 수 없는 것에 기운 빼거나 스트레스 받지 말고, 빠르게 나 스스로부터 바꿀 수 있는 것을 바꿔 보세요. 나를 알고 내가 자주하는 실수를 보완하는 방법을 생각해본다면, 실수를 줄이는 효과를 보거나 때로는 센스가 늘어 보이기도 합니다. 내가 당장 할 수 있는 것과 할 수 없는 것을 나누며 나를 알아가다 보면, 내가 해야 할 것들이 차례대로 보이기 시작하는 것이죠. 무엇인가 막막하고 어렵다면 하지 말아야 할 일을 하지 않도록 해보세요. 굳이 어려운 부분부터 바꾸려고 하지 말고 쉽게 할 수 있는 것부터 고치는 것이죠.

치과 일을 시작하다 보면 당장 알 수 없는 내일이 불안하기도 하고 오늘 닥친 현실이 암담하기도 할 거예요. 그럴 때는 너무 많은 것에 에너지를 쓸 필요가 없어요.

당장의 현실이 암담해 보인다면 눈에 보이는 나를 위한, 내가 할 수 있는 부분에서 노력을 해보는 거죠. 그냥 나부터 나의 자리를 지키고, 내가 해야 하는 치과위생사 업무를 하고, 나부터 치과임상에 대해 멈추지 않고 공부하면 돼요. 어떤 일이든 결국 모든 일은 나를 위해서 하는 것이잖아요. 그렇다면 나를 위한 일들을 해나가면 되죠.

그깟 치과임상 뭐가 그리 어렵다고요! 쉬운 것부터 하나씩 해내면 되는 거예요. 그치요? 잘할 수 있어요!

나의 가치, 나의 경쟁력을 높이는 실천의 힘

전문 직장인으로 살아간다는 것은 때로는 사람을 편안하게 만들어 줍니다. 한 달만 지나면 알아서 나오는 월급, 손에 익숙해지면 비교적 쉬운 업무, 쉬운 이직, 쉬운 복직. 치과위생사는 남들이 보기에 괜찮은 직업적 조건을 가지고 있죠. 또 정해진 시간에 퇴근할 수 있는 장점도 있잖아요. 우리가 퇴근 이후에 보낼 수 있는 자유시간은 생각보다 길어요. 하고 싶은 취미생활을 즐길 수 있는 시간적 여유가 있죠. 거기다 유튜브, TV, 게임 등 혼자 소비할 수 있는 즐길 거리가 넘쳐나죠.

이 책을 치과에서 업무시간에 읽는 사람은 없을 거예요. 일하는 시간에는 일을 하느라 정신없을 테니까요. 그렇다면 분명 업무시간을 제외한 나만의 시간을 쪼개서 독서를 했다는 것인데, 여가 시간에 업무와 관련된 책을 읽는다는 것은 쉽지 않은 행동입니다. 물론 독서 자체가 취미인 분들도 있겠지만, 직업과 연관된 책이라는 점에서 이 책은 '하기 싫은 공부'일 수 있으니까요. 이 책의 내용이 좋은 내용이든 그렇지 않은 내용이든 여가 시간에 배우겠다는 신념은 분명 스스로를 변화시키고 있다는 증거일 수 있어요. 시키는 일에 떠밀려 흘러가기보다 업무를 위해 나를 위한 시간을 사용하고 있으니까요. 이건 분명 아무 생각 없이 시키는 일만 하는 사람보다 빠르게 성장할 수 있는 밑거름이 될 것입니다.

다만 제가 마지막으로 드리고 싶은 말씀은 여러분이 무언가를 배웠음에, 무언가에 자극받았음에 그치지 않았으면 좋겠다는 것입니다. 같은 시간 내에 나만 다른 무언가를 한다는 것은 분명 스스로에게 큰 성취감을 줄 수 있어요. 가만히 앉아서 버리는 시간에 책을 읽는다거나 휴일에 세미나 하나만 들어도 뭔가 크게 한 것 같은 느낌이 드니까요. 다른 사람들은 모두 자는 새벽 시간에 깨어 있으면 무언가 해낸 것 같은 성취감이 들기도 하고, 유머 콘텐츠가 아닌 동기부여 콘텐츠를 들으면 뭔가 해낸 기분이 들기도 하잖아요. 하지만 단지 공부하는 사실에만 치중하면 실제로 할 줄 아는 것이 없어도 한 것 같은 느낌만 받다가 끝이 날 수 있어요. 한 것 같은 느낌, 할 줄 아는 것 같은 느낌은 실제로 내가 할 줄 아는 것과 명확히 다릅니다. 남의 경험을 보고 듣는 것보다 나의 움직임이 중요하죠. 그러니 어떤 일을 해보고자 하는 마음이 생겼다면 그 동기부여를 발판 삼아 내 행동에 맞게 생각해 보고 실천해 보세요.

세미나를 들었으면 혼자서 보험청구 버튼을 누르는 것까지, 동기부여 영상을 봤으면 실제 아침에 눈을 뜨고 일어나는 것까지, 공부하기로 했다면 책상에 앉아 책을 펼치기까지 해보는 거예요. 배운 일에 성과가 더해져야 내가 처리할 수 있는 일들이 된답니다. 알기만 하고 실천하지 않으면 결국 모르는 것으로 돌아가게 되죠. 내가 배우고 알았다면 내가 스스로 할 줄 알아야 진짜 배운 것이니까요. 행동해야 내가 할 수 있는 일이 되고, 내가 할 수 있어야 실력이 됩니다. 실력은 곧 기회를 만들죠. 그러니 배우기 시작했다면 반드시 움직여 보세요. 나의 가치를 키우는 일은 배우는 일이 아니라 실천하는 힘입니다.

책을 마치며

이제 모든 이야기를 마쳤습니다. 끝까지 함께해 주셔서 감사합니다.

힘들고 어려운 치과임상에서 무엇보다 중요한 것은 현재의 나를 돌보는 일인 것 같습니다. 치과임상가로서 기술을 배우는 것도, 기술을 행하는 것도, 환자와 말하는 것도, 직장동료와 함께하는 것도 모두 내가 해야 하는 일들이잖아요. 내가 움직이는 일에서 나를 뺀다면 모두 의미 없는 일이지 않겠어요!

그러니 현재 나의 상황이 어떻든 나의 과거가 어떠했든 일단 지금의 나에게 잘 견뎌 왔다고 말해 주세요. 그리고 지금의 내가 되기까지, 여기까지 달려온 스스로를 칭찬해 주셨으면 좋겠습니다.

여러분은 힘들어도 포기하지 않았기 때문에 마지막 장에 도달할 수 있었을 거예요.

이제 여러분이 할 일은 이 책을 덮은 후에 어떤 업무를 어떻게 손볼지 점검하고, 내가 나아갈 길을 선택하고, 믿고 나아가셨으면 좋겠습니다. 모두가 처음 사는 인생에서 어떤 선택이 더 나은 선택인지 미리 알 수는 없어요.

수많은 선택지 중 우리는 언제나 좋은 선택만 할 수도 없죠. 운이 나쁘게도 내가 내린 선택의 결과가 좋지 않을 수도 있어요. 그럼에도 불구하고 이미 결정한 순간, 선택을 내린 나를 믿고 따르는 수밖에 없잖아요. 그러니 늘 나를 돌아보고 나를 보듬어 주는 여유를 가지셨으면 좋겠습니다. 지금까지 나의 삶은 내가 살아온 것이지 남이 살아준 건 아니니까요.

그리고 또다시 치과임상이 힘들어 여유를 잃을 때는 한 번 더 저와 마주할 수 있었으면 좋겠습니다. 주변에 아는 언니 하나쯤 있으면 지칠 때 한 번쯤 기대고 넘어갈 수 있지 않겠어요! 여러분이 치과위생사로서의 삶을 살아가시는 한, 여러분 곁에는 항상 치과위생사인 제가 함께하겠습니다. 제가 할 수 있는 것들이 어떤 것이든, 언제든 여러분에게 조금이나마 도움이 되었으면 하니까요.

끝으로, 여러분이 어디에 있든 늘 건강한 치과 생활을 하셨으면 좋겠습니다. 오늘도 파이팅입니다!